Panikattacken und andere Angststörungen loswerden

敏感すぎるあなたへ

緊張、不安、パニックは自分で断ち切れる

Klaus Bernhardt
クラウス・ベルンハルト
平野卿子・訳

CCCメディアハウス

はじめに

現在ドイツでは1200万人を超える人々が不安症と診断されており、そのうち200万人は絶えず繰り返すパニック発作で苦しんでいます。これらの人々の一番の望みは、できるだけ早く再び普通の生活、つまり予期不安（不安に対する不安）のない人生へ戻りたいということです。

もう何年も前、わたしはセラピストとしての経験をもとに、より多くの人たちがより早く健康な生活に戻れるよう、自分にできることは何でもしようと決心しました。というわけで、ベルリンにあるわたしのカウンセリングルームは不安症を専門にしており、ここで妻とわたしは最新の脳研究に基づいた治療を行なっています。わたしたちの方法は、一般に標準治療とされているものとは大きく異なっています。

たとえば、暴露療法も呼吸法も、漸進的筋弛緩法《ぜんしんてききんしかんほう》も、子供時代の記憶を掘り返すこともしません。ごくわずかの例外を除き、抗うつ剤も精神安定剤も使いません。どうして他とそんなに違うのかとよく聞かれますが、そういうとき、わたしはかのアインシュタインの言葉を引用することにしています。

何もかも元のままにしておきながら、何かが変わると期待することほど、愚かなことはない。

残念ながら、この言葉は今日の不安症の患者さんたちの置かれた状態にぴたりと当てはまります。まるで役に立たなかったり、おそろしく時間がかかったりすることが多いにもかかわらず、十年一日のごとく同じ治療法が繰り返されているからです。

一方で画期的な脳研究の知見は、あっさり無視されているようです。この20年で脳科学は驚くほどの進歩を遂げ、脳とその働きについて実に多くの新たな発見がありました。それなのに、この知見を基にした標準治療は開発されず、相変わらず抗うつ剤が処方され、何十年も前からほとんど進歩の見られない治療がいまだに行われています。

今では、考えているときの脳の様子を映像で見ることができるのです。自分の考えやメンタルトレーニングが、脳でどんな反応を示すのかをテストすることができるだけでなく、専門家はインターネットを通じて世界中で意見交換ができるのです。

おかげでパニック発作が現れるときに脳では何が起きているのか、またこの不安を終わらせるにはどうすれば良いか、よくわかるようになりました。本書に記したテクニックはみな、何年もの間わたしたちのカウンセリンググループで試み、繰り返し改良してきたものです。信じられないかもしれませんが、この数年間で7割以上の患者さんが、多い人でも6回のカウンセリングでパニック発作から解放されました。

もちろん、1冊の本が熟練した医師やセラピストの代わりになれるはずはありません。けれどもこの本は、パニックの真の原因を知るうえで役に立ちます。さらに、多くの患者さんを救ってきた、斬新で覚えやすいさまざまなテクニックを学ぶことができます。

これらのテクニックを使って、読者の皆さんが一日も早く心安らかな日々を過ごすことができるよう、心から願っています。

クラウス・ベルンハルト

科学および医療ジャーナリスト、ハイルプラティカー[1]
ドイツ神経科学教育マネジメント協会会員

1 自然療法を中心にした代替医療を行うドイツ独自の国家資格で、さまざまな専門分野がある。著者の場合は日本の臨床心理士に近いが、診断や治療などの医療行為を行なうことができる点で異なる。

目次

第4章 ポジティブな脳の回路を作る

第5章 困ったときの即効テクニック 135

装丁&本文デザイン　竹内淳子（慶昌堂印刷株式会社）

第1章 不安やパニック――その真の原因は？

そもそも不安とは――パニック発作もそうですが――わたしたちの身体の正常で健康な反応なのです。不安の役目は、ほかでもない、わたしたちを守ることだからです。たとえば腹を空かせたライオンがいきなり茂みから飛び出してきて、あなたの前に現れたとしましょう。するとあなたの身体は一瞬にしてアドレナリンを放出し、心臓が早鐘《はやがね》のように打ち始めます。あなたは1000分の1秒以内に心を決めます。ライオンと闘うか――もっともライオンが相手ではお勧めできませんが――あるいは逃げるか。これはまったく正常で必要な反応です。だからわたしたち人間は生き延びてこられたのです。

けれども、ライオンなどどこにも潜んでいないのに、いきなりあなたの心臓が激しく打ち始めたら、そして我を失う、あるいは気がおかしくなるような気がしたら、だしぬけにめまいがし、気が遠くなり、呼吸が苦しくなり、気分が悪くなったら、それはなぜなのでしょうか？

そのとき、あなたの脳では何が起きているのでしょうか？　これには4つの重要な原因があります。わたしはそのひとつひとつに1章を設けて説明しています。早く良くなるために、できるだけ飛ばさずに読んでください。パニック発作の原因はひとつではないことが多いからです。

すべての原因を知り、それに適したテクニックを用いる人だけが、自分の不安をすばやく、そして持続的に乗り越えられるのです。ですから、ここではまずパニック発作の4つの原因について簡単に述べておきましょう。

1　警告を無視する

ここ数年、多くの患者さんを診てきてわかったのは、初めてパニック発作が起きたときの最大の原因は、警告を無視したことだということです。

ところでこの警告とはいったいどんなものでしょうか? 多くの場合、あまりに長い間心の声に耳を傾けないでいると、警告が始まります。

心の声とは、あなたの無意識(潜在意識)の代弁者です。魂といってもいいでしょう。そして心の声を聞くことができないわけをあなたが正当化しようとすればするほど、無意識は不満になり、なんとかして聞いてもらおうとします。それがすなわち警告であり、精神的および肉体的なシグナルを出すことで、あなたの無意識はずっと前からあなたに良くない影響を与えている何かを変えさせようとしているのです。

精神的な警告には、たとえば記憶力や集中力が突然落ちる、やる気がなくなる、無力感、わけもなく悲しくなる、などがあります。パニック発作とはこの最終段階であり、したがって最も強い表れです。

肉体的な警告には、まず胃腸の不調、視力が突然落ちる、皮膚炎、無意識の筋肉の痙攣《けいれん》(チック)、絶えず尿意を催《もよお》すなどがあります。椎間板ヘルニアやヘルペスさえ精神的な原因から起きることが珍しくなく、同じようにこれらの警告に数えられます。これらがどのように関連しているのか、こういう警告を受けずに済むにはどうすればいいのか、それについては第2章で詳しく説明します。

2　薬やドラッグ

パニック発作を引き起こすことがわかっている薬物がいくつかあります。たとえば統合失調症に処方されるいわゆる精神安定剤、それから甲状腺の機能低下のときに処方される甲状腺ホルモンのサイロキシン（チロキシン）もそうです。

橋本病だと診断された女性は、服用量を間違えるとパニック発作が起きる可能性があります。いずれにせよ、今飲んでいる量が適正なのかどうか調べてみるといいでしょう。

それについては３章「１　代替薬は力強い味方になる」およびわたしたちのウェブサイト[2]に詳しい説明があります。このサイトは橋本病の患者さんのために妻とわたしが開設したもので、すでにドイツ語、英語、フランス語版がありますが、その他の言語にもまもなく訳されるでしょう。

薬よりもずっと多いのは、ドラッグによるパニック発作です。なかでも危険なのは大麻に含まれているＴＨＣ（テトラヒドロカンナビノール）という作用物質ですが、エクスタシー（ＭＤＭＡ・メチレンジオキシメタンフェタミン）やコカインもそうです。

ある種のきのこに含まれているシロシビンも、現在市場を席巻している化学的に合成された多くのデザイナードラッグも同じです。なぜなら、これらの成分はわたしたちの体内の神経伝達物質のバランスを著しく狂わせるだけでなく、脳のある種の保護機能を一定期間止めてしまうからです。

興味深いのは、それによって頭が冴えることも珍しくないことです。たとえばベストセラー作家のスティーヴン・キングのように、ドラッグを飲みながら傑作をものした有名な画家や作家がいることはよく知られています。

ドラッグのために脳の保護フィルターが機能しない状態は、たとえばこんなふうにイメージできるでしょう。水道の浄化装置から浄化フィルターを取ったと考えてください。確かに水は前よりも速く流れますが、水中にある汚れは、残念ながら全体に分散され、場合によってはひどい損害を引き起こします。

脳で起こりうる損害とは、たとえば、パニック発作を引き起こすニューロンの連結（23ページ参照）が生まれることです。その結果、ドラッグを飲むたびにさらなるパ

2 hilfe-bei-hasimoto.de

ニック発作が起きる危険も急激に大きくなります。

ドラッグを飲んだ後、48時間以内に最初のパニック発作が起きた場合、すぐにそのドラッグをやめることです。その際、そのドラッグを初めて飲んだのか、何年も前から飲んでいたのかは関係ありません。ある薬物に対して身体がパニックという形で反応したら、そのときからそれはあなたにとってタブーとなるのです。たとえ再び具合が良くなったとしても脳にはすでにデータが保存されてしまったため、新たなパニック発作が起きる危険が非常に大きいからです。

ところで、ほとんどの人が一生の間にはパニック発作のようなものを一度か二度は経験することをご存じでしたか？　その理由はいろいろあります。たとえば抗生物質に対するアレルギー、一時的なビタミンB12の欠乏、食べ物が原因の短期間の甲状腺の機能低下、消化不良などもそうです。

けれどもビタミンや他の栄養素が不足しても、普通はすぐに元に戻ります。わたしたちは不足している物質を含んでいる食べ物を食べずにはいられなくなるため、パニックに似た状態は起きたときと同じ速さで消えます。

アドバイス：ベジタリアンやビタミンB12を豊富に含んでいるレバー、肉、牛乳、卵を食べないヴィーガンの方には、パニック発作が起きたとき、ビタミンB12をサプリで摂ることをお勧めします。

またガスが溜まりやすい食品や麦のほとんどに含まれるグルテンの消化不良も、パニック発作の原因となりえます。これはロエムヘルド（レームヘルト）症候群といい、20世紀初めに内科医、ルートヴィヒ・フォン・レームヘルトにより発見されたのでこう呼ばれています。

彼はおならやゲップに悩んでいる人々がしばしば初期の不安症の患者に現れる兆候（のぼせ、心悸亢進《しんきこうしん》、息切れ、不安、めまい、睡眠障害、不整脈など）を示すことに気づきました。

これはどこから来るのでしょうか?　臨床医学ハンドブック『エクサプラン』によればこうです――消化管に空気が溜まることによって横隔膜が押し上げられ、直接あるいは間接に心臓が圧迫される。これはさまざまな心臓疾患のもとになるが、とりわけ狭心症と似た痛みを引き起こす。重篤な場合には短期間失神することもある。

もしおならやゲップがひどくなったのなら、あなたの不安の原因は「単なる」ロエムヘルド症候群かもしれません。幸いなことにこれは簡単なテストでわかるうえ、安心して飲める薬がたくさんあります。不安がまだ脳の奥深くに根を下ろしていない初期の段階なら、大丈夫、横隔膜を圧迫しなければ、不安も起きません。

一番簡単なのは、宗教改革をしたルターの時代（16世紀）にはごくあたりまえだったように、思う存分ゲップをし、おならをすることです。

とはいっても、家庭や職場ではなかなか難しいでしょうから、それよりむしろ食事療法をお勧めします。試しに2週間、ガスが溜まりやすくなる食べ物をすべて避けてみてください。もし本当にロエムヘルド症候群にかかっているなら、これだけで大きな変化が見られます。

ガスを溜まりやすくする食べ物は、ガスを溜まりにくくする食べ物同様、豆類、タマネギ、バナナ、リンゴ、キウイ、パン、乳製品、肉類、炭酸飲料、糖類など、とてもたくさんあります。

とはいえ、バランスのとれた食事も大切ですから、厳しい食事制限をしなくてもガスを溜まりにくくする方法を4つお知らせします。

□その1

ためしにグルテンを含む食べ物（小麦、ライ麦、スペルト小麦、烏麦、大麦など）

を7日間避けます。グルテンが原因だとは知らずに胃や腸の不調に悩んでいる人が実は大勢います。血液検査でわかるのはグルテンに対する抗体があるかどうかだけで、その他のグルテンに対する反応はわからないからです。けれども幸いなことに、これは、自分でテストすることができます。

数日間、食後に眠くなるかどうか、もしそうなら眠くなるまでどれくらいか、さらに集中力が落ちるかどうかに注意してください。わたしの場合はものすごく大きな違いがありました。グルテンを含む食べ物を食べなかった日は、食べた日と比べて、集中力も能率も上がっただけでなく、消化もずっとスムーズだったのです。

□その2

正しい順序で食べます。もしそれぞれの料理を別々に食べることができるなら、ちょっと間を置いてください。その際、早食いには気をつけてください。空気をのみ込まないようにゆっくり食べることで、おならやゲップを抑えることができます。

また、おなかの動きをコントロールするためにもだらだら食べるのではなく、時間を決めて規則正しく食べることも大切です。果物は繊維質が多いため消化に時間がかかり、肉類もガスが出やすい性質があります。しかし、だからといって、これらの食品を避ける必要はありません。バランスよく食べることでおならの原因にもなる便秘を解消できます。

正しい順序で食事をするには、水分が多いものから食べることです。ですから果物はデザートではなく、オードブルにしてください。それからちょっと時間を置いてからタンパク質や脂肪を含んだ食品をとります。これでガスは明らかに減ります。

□その3

キャラウェイをハーブとして料理に使うほか、食事の前にスプーン1杯のおろしたての生姜をとれば明らかにガスが出にくくなります。おろし生姜は辛いという人は、生姜のお茶でもいいでしょう。そのほかウイキョウのお茶や、アニスとウイキョウ、キャラウェイをブレンドしたお茶も効果があります。

□その4

スポーツをしましょう。あるいはせめて定期的に散歩してください。これで横隔膜の筋肉が強くなり、ガスが溜まりにくくなります。もちろんこの4つの方法を組み合わせるのが一番です。あとは豆、ネギ、甘味料など、特にガスを溜まりやすくする食品を避けるだけでいいのです。そうすれば眠くなることもぐっと減ります。

ひょっとすると食生活を変えて少し運動をするだけで、不安がなくなるかもしれませんよ。

3 ネガティブな思考パターン

たまたまパニック発作に襲われて、あれはいったい何だったのかと気に病む人たちがいます。心臓病や脳腫瘍、それとも何か他の恐ろしい病気だったのではないだろうか。そして、不安でたまらなくなって救急外来へ行きます。するとたいていの場合、

「おそらく単なるパニック発作だったのでしょう、身体はどこも悪くありませんよ」

と言われて家に帰されます。

そう言われても信じられない人がほとんどです。なにしろどこかがおかしいのをは

っきり感じたのですから。というわけで悩みは続き、なんとかしてその「原因」を見つけてもらおうとして、何人もの医師のもとを訪れて、繰り返し診察を受けることになります。

けれども、1回きりで済んだかもしれない出来事が本物のパニック発作になってしまうのはまさにこのためなのです。絶え間ない心労は非常にネガティブな感情であり、脳の構造を変えてしまうからです。

予期不安は、数週間、いや数日のうちに完全に自動的な思考パターンになり、シナプスの結合を通じて脳の奥深くに根を下ろします。これはどういうことなのか、簡単に説明しましょう（図を参照）。

成人の脳にはおよそ860億のニューロン（神経細胞）があります。個々のニューロンはシナプスによって結び合わされており、脳全体に巨大なネットワーク（神経回路）を形成しています。

何かを考えるとあなたはこれを記憶します。ということは、何らかの方法で脳の中に保存するのです。けれどもわたしたちの頭の中にはコンピュータのようなハードディスクがないので、シナプスを使って保存します。つまり、わたしたちが何かを考えると、その瞬間にニューロンの新たな結合が生まれるのです。

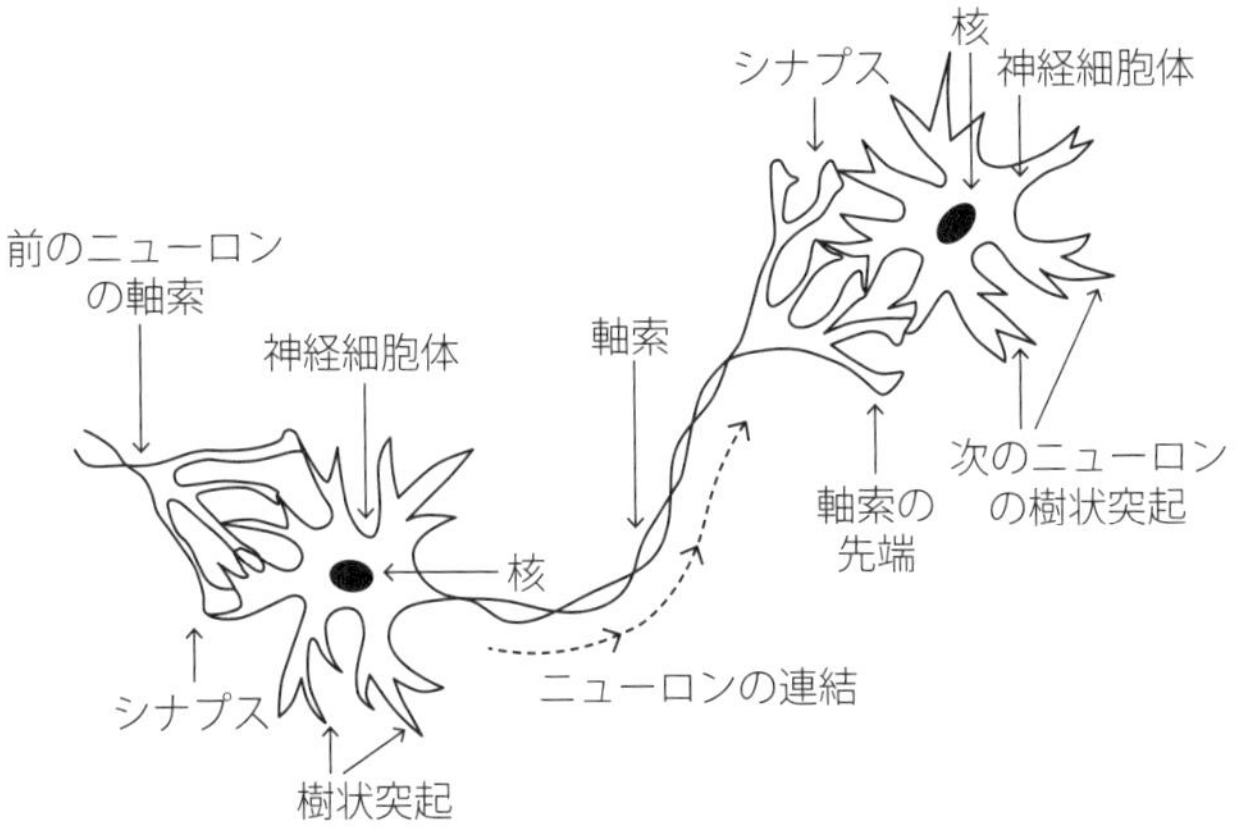

2000年にノーベル生理学・医学賞を受賞したこの発見は、不安を取り除く効果的な方法を開発するうえで大きな貢献をしました。発見者である神経科学者、エリック・カンデル教授は、わたしたちのすべての考えや印象は、脳の中でシナプスが結合することによって保存されることを明確に証明してみせました。

これらの考えのもとにある感情が強ければ強いほど、それがポジティブなものであれネガティブなものであれ、それだけニューロンの連結は活発になります。ですから、いつもネガティブなことばかり考えていると、脳の中に不愉快な考えや不安に通じる高速道路（情報ハイウェイ）ができてしまいます。反対に、喜びや快活さに通じる道は細くなります。

患者さんからしばしばこんな質問をされます。

「休んでいるときのほうが不安になりやすいのはなぜですか？」

夜ソファーでくつろいでいるときや休暇中、あるいは車の運転のような単調な作業を長時間にわたってしているときなどに不安が起きやすいというのです。答えはごく簡単です。

人間の脳はストレスのあるときだけではなく、休んでいるときにも、今までに何度も繰り返してきたやり方で完全に自動的に反応します。さらに厄介なことには、脳はいつも何かをしていないと気が済まないときています。

わたしたちが何かに気を取られているとき、たとえば電話でしゃべっていたり、難しい仕事に取り組んでいたり、時間に追われていたりするときは不安や心配は起きません。けれども暇になったとたん、わたしたちはあれこれ考え始めます。

そこで脳は、大急ぎで仕事を探します。そのとき、ネガティブな考えや不安に通じる広い高速道路と喜びや安らぎに通じる細い道とでは、どちらを使うほうが早く見つかるでしょうか？　もちろん、高速道路ですね。脳にとっては、安らぎより不安を生み出すほうがずっと簡単なのです。

わたしたちのものの考え方に応じて、頭の中には絶えず新たなネットワークが作られています。毎日数十万のニューロンの連結が生まれ、考えはその中に保存されます。ですから繰り返し考えていることはますます明確になる一方で、長い間考えなかったことに通じる回路は消えていきます。昔学校で習った数学の公式の多くがもはや使えないのはこのためです。ポジティブな考えについてもまったく同じことがいえます。

何度も結合され、使われたやり方に脳は自動的に反応します。つまりわたしたちの使い方に従うのです。こうして一連の自動的な流れが形作られた結果、いつの日かあなたが脳を操作するのではなく、脳があなたを操作することになります。この点でいわゆる防衛的悲観主義[3]は非常に問題です。失望から守る代わりに、ポジティブなことよりもネガティブなことに気づくように脳を徹底的に訓練してしまうからです。

周りにある楽しいことや人生をより快適にする可能性が、すべて目に入らなくなると言ってもいいでしょう。そのときあなたの脳の中で実際にどんなことが起こっているのかについては、第4章でもう一度詳しく説明します。

ところで、いやなことや欠点ばかり気になってしまうのは、今までの経験のせいな

3 さらに悪いことが起きても自分が傷つかないように、悲観主義的な考えを積極的に持つこと。アメリカの心理学者ノレムが提唱。

のか、あるいは両親から引き継いだものなのかということは、回復するための決定的な要素ではありません。決め手はただひとつ、脳を再び正しい方向へ向けるためのちょっとした技術を身につけることです。もちろん練習は必要です。でも、そうするだけのことはあります！

この本に書かれているテクニックの中から自分に適しているものを見つけて、すぐに取りかかってください。そうすれば、不安やパニックのない楽しい人生へと、自分の力で脳をプログラムし直すことができるのです。

そんなことできっこない、と思いますか？　いいえ、大丈夫。脳はあなたが規則的に行なっていることをすべて自動化しているからです。歯を磨くことや車の運転、ブラインドタッチなどと同様、あれこれ心配し、パニックを作り出すこともこの中に入ります。

運転の経験がある人ならわかると思いますが、ベテランのドライバーは、いつクラッチを入れてギアを切り替えるのか、今どのギアで走っているのか、いつバックミラーを見るのかなどと考えてはいません。新米のドライバーが額に汗を浮かべてやっていることをすべて自動的に無意識に行なっています。ですから、運転しながらものを考えることもラジオを聞くことも、一緒に乗っている人とおしゃべりすることもできます。

これは、できるだけ余分なエネルギーを使わなくて済むように、脳が休まず働いているからです。絶えず繰り返される動きや考えは、脳がパターンだと認識すると同時に大脳から小脳へ移され、そこで無意識に自動的に実行されます。新しい、まだ知らない課題に頭を使えるよう、メモリーを残しておくためです。

あなたがもう何年も良いことより悪いことのほうを考え、絶えず思い悩んできたのなら、ネガティブな考えの自動的な動きや、その結果としての不安症を止めることができるなどとは信じられないかもしれません。事実、ドイツで一般に行なわれている心理セラピーのどれをとっても、この本にあるテクニックのように早くかつ持続的に脳に影響を与えることはできないでしょう。

暴露療法をはじめ、子供時代の記憶を掘り起こすこと（精神分析）も呼吸法も漸進的筋弛緩法も、ネガティブなシナプスが拡張するのを防ぐことはできません。それどころか最初の２つ、暴露療法と精神分析はすぐに取り壊すべき連結を逆に強化してしまいます。そのわけについては４章「２　標準セラピーは役に立たない」で詳しく扱います。また、何かというと処方される抗うつ剤や精神安定剤も、せいぜい不安な感情を和らげるだけで、脳の構造を変えることはできません。

本当に効果のあるセラピーとは、ポジティブな感情を保存するシナプスをできるだけ早くできるだけ多く作るものでなければなりません。これらの連結が十分できると、脳はすぐに小脳でもこの新しい情報を結合し始め、そうやって新たにポジティブな自動化の道筋ができます。これはあなたの感情に明らかにそれと感じられる影響を及ぼします。

現在では脳研究の最新の知見をもとに特別なメンタルトレーニングが開発されており、今までのメンタルトレーニングの何倍も速く、このプロセスを進めることができます。数日後にはもう、あなたは最初の変化を感じとります。そして3週間から6週間後にはこの変化をもはや見過ごせなくなります。6週間から12週間後には、わたしが直接治療をしたうちの82％の人たちが予期不安とパニック発作を完全になくすことができました。

このメンタルトレーニングについては本書の後半で説明します。ひょっとするとあなたは、すぐにそれを読みたいと思っているかもしれませんね。でも、どうぞもう少し待ってください。このプロセスを完全に成功させるためには、その前にまず説明をよく読んで頭に入れておくことが大切です。そうして初めて、早く良くなるだけでなく、再発も起きなくなるのです。

4　セカンダリーゲイン（第二次疾病利得）

パニック発作をすぐに克服したと思うと、数週間あるいは数カ月後に再発してしまう患者さんが時々います。たいていの場合、第二次疾病《しっぺい》利得、英語でセカンダリーゲイン（secondary gain）と言われるものが原因です。これは不安症に苦しんでいる人が、本人も気づいていない密かな利益を得ていることをいいます。

たとえば、ひどいパニック発作を起こしたために、パートナーが再び優しくしてくれたとか、不安症のおかげでとうにやる気をなくしていた仕事を免除してもらえたというようなことです。何年も親戚の介護をしてきた人が、自身が病気になったためにしなくてもよくなったという例もあります。

セカンダリーゲインではないかと考えられるものは実にたくさんあります。多くの場合、本人が特別に責任感が強く、その人なしでは「ひどく困ったこと」になるケースです。そういうとき、不安症は義務をまぬがれる唯一の逃げ道になります。

こんなことをお話ししてもぴんとこないかもしれません。けれどもわたしは自分のカウンセリングルームで多くの例を見てきました。こういうときのパニック発作は、本人が勇気を出しさえすれば、たとえばもっと良い仕事を探したり、病気の親を介護してくれる人を探したりすれば、いとも簡単に消えます。

セカンダリーゲインにはさまざまなタイプがあります。しばらく前に相談を受けた女性のケースは、とても興味深いものでした。

5 セカンダリーゲインを見逃す

2015年2月、ひとりの女性がわたしのカウンセリングルームにやってきました。何年も前から運転中に起きるパニック発作に苦しんでいるとのことで、特にひどくなるのは長いトンネルを抜けるときだという話でした。今ではもう、家族との休暇も途中にトンネルがないのがわかっているところしか行かれないという状態で、2人の子供と夫は次第に不満をつのらせているというのです。

肉体的にはきわめて健康な32歳のこの女性は、初めてセラピーを受けてからすでに2年経っており、1年半前からはかかりつけ医のアドバイスに従って、抗うつ剤も飲んでいました。それにもかかわらず、不安は依然として消えなかったのです。

不安症の患者に抗うつ剤を処方するのはごく一般的です。わたし個人の考えを言うなら、ごくわずかの例外を除き、基本的には勧めません。この点について、本書に重要なアドバイスを記しておきました。いずれにせよ、この女性は薬のせいで1年半の間に11キロも太ってしまい、それでさらに落ち込んでいたのです。

ピッチングテクニック(これについては後で解説します)を中心にした4度のカウンセリングで、パニック発作は完全になくなりました。医師の指示に従って薬も少しずつ減らしていき、数週間後にはまったく飲まないで済むようになったのです。彼女は再び普通に車を運転できるようになり、長いトンネルも平気になりました。まさに文句のない回復ぶりでした。

それから8カ月経ったある日、彼女はすっかり混乱して電話をかけてきました。そして涙ながらにわたしに訴えました。

「突然パニック発作が戻ってきたんです。でも、いくら考えても理由がわかりません」

そこでもう一度カウンセリングに来てもらって、いくつか質問しました。その結果わかったのは、再び自由に運転できるようになったため、夫の両親を訪問しないわけにはいかなくなったことでした。両親の家に行くには長いトンネルを抜けなければならないので、３年近く行かずに済んでいたのです。

「姑には我慢できないんです」と彼女は言いました。以前、彼女の言葉を借りれば「鬼姑《オニババ》」を訪ねていたときは、必ずその後１週間ほど具合が悪くなったというのです。

パニック発作が苦痛と同時に保護の役割を果たしていたのは明らかでした。もちろん当人はまったく意識していません。この患者さんも、仮病ではなく実際にパニック発作があり、多くの人と同じようにそれを命にかかわるものと思っていました。それにもかかわらず、彼女はパニック発作から利益を得ていました。そのために嫌な姑のところに行かなくて済んだからです。

わたしの説明を聞いたときの彼女の反応で、図星だったことがわかりました。わたしは言いました。

「元気にはなったけれど、当分の間、お義母さんのところには行かない、と家族の皆さんにはっきり言ってごらんなさい」

結婚して９年も経っていたのに、彼女はいまだにかわいい息子を奪った女であり、よそ者扱いだったのです。

「今後はお義母さんのところには行かないつもりよ」

彼女がこう言うと、夫も子供たちも理解してくれました。彼女が歓迎されていないのは家族もよくわかっていたのです。夫と子供たちだけで両親の家に行った後、パニック発作はすぐに消えました。ついでながら、彼女の気持ちを知った姑は態度を改めたといいます。

パニック発作や不安に苦しんでいる人は、自分にこう問いかけてみてください。

このおかげで得していることが何かあるだろうか?

しないで済んでいることがありませんか? たとえば訪問や仕事、あるいはとっくに時機が過ぎているのに、気力がなかったためにそのままにしていることなどです。ひょっとするとそれは、パートナーと別れることや転職、引っ越しかもしれません。セカンダリーゲインをすぐに見つけられる方法が今ではたくさんあります。初めのうち、患者さんはそれと発作との関連を認めようとしないことが珍しくありません。パニック発作の苦痛より、何かを変えることに対する不安のほうが大きいと感じているからです。

けれども優秀なセラピストなら、思い切って決断するよう患者さんを促して、できるだけ再発のない心安らかな人生を送れるようにサポートできるでしょう。

今はまだ信じることができないかもしれませんが、パニック発作は、何か他の、たいていはもっと悪いことからあなたを守ろうとして無意識が起こす、ノーマルで健全な作用なのです。この本であなたは、なぜ無意識がそんなことをするのか、また、再び健康になるにはどうすればいいのかがわかります。

まとめ

不安の真の原因とは

◆パニック発作は、繰り返し心の声を無視したことへの単なる警告であることが多い。

◆パニック発作は、ドラッグや不適切な薬によっても起きる。

◆パニック発作は、ロエムヘルド症候群が原因のこともある。その場合は食習慣を変えたり、もっと身体を動かしたりすることで完全に消える。

◆パニック発作は、ネガティブ思考のプロセスが自動化されたために起きることが多い。この脳の自動化は、正しい方法によって再び取り消すことができる。

◆パニック発作のおかげで、ずっと前にしておくべきだった何らかの決断をしないで済むことがある。それが実行されると不安はひとりでに消える。

第2章　心の声を聞く

心因性の身体の不調は、無意識が意識に対して出す警告にすぎないことがほとんどです。ですから、本当はどこも悪くないのに、どうやって無意識が本物の病的な症状を作り出すのか、それを理解することは、再び元気になるためにとても重要です。

しかしながら、これは伝統的な医学教育では教えられないことが多いため、多くの人たちが「精神的な病《やまい》」ではないかと恐れ、パニック発作の「本当の」原因であるはずの身体の異常をなんとかして見つけてもらいたいと望んでいます。

手足のむずむず感をはじめ、しびれ、頻脈《ひんみゃく》、胃痙攣、胸苦しさ、めまい、離人症《りじんしょう》（現実感のなさ、自分が自分でないような感覚）、これらすべては、どこかが悪いに違いないという感じを抱かせます。ある意味では実際に具合が悪いともいえるのですが、それにもかかわらず、ほとんどの場合は心身ともに完全に健康なのです。ただ、長期にわたってより不愉快な目に遭わずに済むよう、ある特定の行動や考え方を変えるように、心がわたしたちに注意を呼びかけているだけです。この警告にきちんと耳を傾けて正しく対応すれば、不安症やパニック発作はじきに永久に姿を消すでしょう。

1　無意識の計り知れない力を知る

不安発作が起きているときのプロセスをよりよく理解するために、まず最初に脳に目を向け、意識（顕在意識）と無意識（潜在意識）のまったく異なる働きを見ることにしましょう。

すでにお話ししたように、成人の脳にはおよそ860億のニューロンがあります。これらの細胞はおよそ100兆のシナプスで互いに結ばれています。これは個々のニューロンが少なくとも1000の他のニューロンとつながっていることを意味します。信じられないかもしれませんが、ニューロンとその連結の数から計算すると、連結が可能な数は地球上のすべての砂粒よりもはるかに多いことになるのです。いいですか、今お話ししているのはたったひとりの脳の中での話ですよ！

とはいえ、わたしたちの意識はこの計り知れない能力をあまり活用していません。毎秒多くても8つまでの情報しか認識できず、しかも、考えをきちんとまとめるためには、平均して3秒かかります。その昔、わたしたちは脳のたった10％しか使っていないと言われたものでした。今日ではむろんそれは間違いだとわかっています。なぜなら、無意識は脳の能力をあますところなく活用しているからです。

最新の知見によれば、無意識は1秒間に少なくとも8万の情報を処理します。つまり、わたしたちが過大評価している意識より1万倍も速い（賢い）のです。

2　パニック発作は心の声の「思いやり」だと心得る

というわけで、わたしたちの脳の本当の主《あるじ》は常に無意識なのです。無意識は心の声を使ってわたしたちに話しかけてきます。心の声を直感とか本能といってもいいでしょう。あることをしようかそれともやめようかと、意識があれこれ考えている一方で、無意識のほうはとっくに結論を出しています。たとえば、「理由はわからないけれどやめといたほうがいい」とか、「やってごらん」とかいうように。

無意識は有能なので、あらゆるデータをとっくに手に入れており、それらとあなたのこれまでのデータや経験とを秤《はかり》にかけているからです。これらの作業はコンマ1秒以下のスピードで行われます。意識だったら、データの洪水に完全にお手上げだったことでしょう。

けれども無意識にとってはこんなことは朝飯前。分析したデータをもとにあっという間に決定を下し、心の声を通してわたしたちに伝えます。その際、頭では決して考えることができない大量の情報が考慮されます――姿勢、ボディーランゲージ、声域、言葉の選択、匂いなど。

数多くの研究が示していることですが、パートナーを選ぶとき、将来健康な子供を授かるかどうかを、脳は相手の匂いだけで無意識に感じ取るといいます。わたしたちが他人の匂いに好き嫌いのある理由のひとつはこれです。

したがって心の声を聞くことがもっとも賢い方法です。今あなたがどういう状態なのか、もちろんわたしにはわかりませんが、心の声を無視したために大きな代償を払わなければならなかった人を大勢知っています。

まるでスーパーコンピュータのように、無意識はいつもわたしたちの現実の人生の状況を分析し、心の声を通してわたしたちにどうすべきかを教えてくれます。その理由はたったひとつ。わたしたちを守るためです。

けれどもあまりに長い間、この声を無視し続ける人には警告します。この声は初めは小さく、必要に応じて大きくなります。より大きな警告とは、よくご存じの心因性の病と言われるものです。神経伝達物質を使って、脳は健康な身体器官にあっという間に本物の苦痛を与えることができるのです。

現在ではよくわかっているこの興味深い現象については後でもう一度扱いますが、さしあたって次のエピソードでこのメカニズムを説明することにしましょう。

優しいお母さんがサッカーをしている4歳の息子を見ています。まだ経験も浅く、社会に対する視野も狭いこの子を「意識」だと思ってください。一方、豊かな人生経験があり、身体も大きく、先を見通す力のあるお母さんは「無意識」です。サッカーに夢中になって、ボールを追いかけて繰り返し蹴っているうちに交通量の多い通りに向かって突進していることに、この子はまったく気づきません。

注意深いお母さん、つまり無意識は、もちろんこれに気づいて叫びます。「止まるのよ！　そこで」。彼女は一度、二度と叫び、三度目にはおそらく大声を出すでしょう。それでも聞こうとしないと、お母さんはその子の後を追ってあわやという瞬間に通りから無理やり連れ戻すに違いありません。その子はものすごくショックを受け、どうしてお母さんがそんなに興奮して乱暴に自分を引きずったのかわからないことでしょう。

パニック発作とは、まさにこういう状況なのです。あなたが心の声を無視していると、無意識はパニック発作を起こしてあなたの抱えている問題についてよく考えてみるように仕向けます。それがどんなものなのかについてはすでに第1章で記しましたが、後でもう一度もっと詳しくお話しします。

力の及ぶ限りあなたを守ることが、無意識のきわめて重要な使命のひとつです。そのためには、必要とあらば手荒な手段もいといません。パニック発作は病気というより、わたしたちの無意識の厚意の表れなのです。まるで青天の霹靂《へきれき》のように襲ってくるパニック発作がどこからくるのか、今のあなたにはおわかりだと思います。

心の叫びを聞かないでいると、無意識は強硬手段に出ます。神経伝達物質を使って激しい身体反応を引き起こし、あることをやめるか、あるいはせめてそれについてじっくり考えるよう、あなたに迫るのです。

3 神経伝達物質は心の声の頼もしい子分である

神経伝達物質は体内にある伝達物質で、それを使って脳はほとんどすべての身体反応を引き起こすことができます。中でも特に有名なのは、アドレナリン、ノルアドレナリン、セロトニン、ドーパミン、オキシトシン、ヒスタミンです。

不安になると、脳は副腎を刺激し、アドレナリンを分泌させます。アドレナリンは心臓の鼓動を速めるため、多くの栄養素と酸素が非常に速いスピードで運ばれます。とりわけ手と足に。なぜなら、不安な状況では、大急ぎで逃げるか、あるいはせめて抵抗できることが何より大切だからです。

不安症の人の場合、栄養素と酸素が過剰に供給されても闘争や逃走には使われません。それより不安や恐怖で固まってそのまま動けなくなります。ですからこれらの過剰な成分を再び減らすために、他の方法を探さなければなりません。わたしたちの身体は、いつだってできるだけ早く正常なバランスを取り戻そうとしているからです。

そのためにおそらくよくご存じの筋肉のかすかな動きが必要になり、手足がむず痒くなったり、突然震えがきたりします。すると体温が上がり、同時に細胞の中の過剰なエネルギーが燃焼します。のぼせたり、手に汗をかいたりするのは典型的な随伴《ずいはん》現象です。ですから、こういう現象が起きたからといって心配しなくてもいいのです。あなたの身体は完璧に機能しており、バランスを取り戻すために必要なことをしているだけなのですから。

けれどもパニック発作の際に、暑さより寒さを感じた場合は、呼吸が異常に速く深くなっていることでしょう。これは過呼吸といわれるもので、二酸化炭素を吐きすぎたために、血液中のｐＨ価が高くなる現象です。すると体内で代謝反応が変化し、手足や脳の血行が急激に悪化します。このときも、むず痒さや発汗が頻繁に起きます。筋肉の痙攣が起きることもまれにはあります。

極端な場合は、幸いこれはめったに起きませんが、気絶することもあります。けれどもこれとて完璧に機能し、綿密に考えられた身体の保護メカニズムにすぎません。たとえ荒っぽいやり方であっても、人間の身体はとても効率よく、再び正常な呼吸ができる仕組みになっています。なぜなら、気を失っていたのはほんの数秒なのにもかかわらず、気絶した人はすぐにまた普通に呼吸を始めるからです。

これまでに経験した不快な症状は、なんとかしてあなたを守ろうとする、無意識の思いやりが原因だということを理解してください。下痢や胃痙攣ですら、これで説明がつくのです。

不安になると、アドレナリンの他に、ヒスタミンも放出されます。ヒスタミンは肌の色だけでなく、胃腸や甲状腺の機能もコントロールします。なかでも胃を痙攣させます。これだってただ、わたしたちを守るためなのです。逃げる、あるいは闘う態勢になったとき、身を守るためにわたしたちはありったけのエネルギーを必要とします。だから脳はヒスタミンを使ってすぐに消化を止めるのです。消化するためには、非常に多くのエネルギーが必要だからです。おまけに、不安や恐怖に襲われたときには、逃走あるいは戦闘のためにすべてのエネルギーがすぐに使える状態でなければなりません。

ヒスタミンはまた、不要な物を捨てる働きもします。遺伝的に非常に古いこのプログラムは、わたしたち人間にとって今日ではもはや実際的なメリットはなくなりましたが、発達史の面では非常に大きな意味がありました。動物のドキュメンタリーを見たことのある人は、これからお話しすることをご存じでしょう。逃げるとき、どの動物も逃げながら糞尿をします。こうすれば文字通り身軽になり、もっと早く逃げられるからです。

わたしたち人間にもいまだに遺伝的な進化の根っこが残っています。パニック発作に悩んでいる人は、しばしば発作の後に激しい尿意を感じます。下痢する人もたくさんいます。この現象はまったくもって正常で、人間の歴史と同じぐらい古いのです。気を付けてみれば、口語の中に心身の不調を表す表現がたくさん見つかります。ドイツ語の「糞《Schiss》」という言葉には「怖気」という意味もあります。肺腑《はいふ》をえぐる、息もつけない、鳥肌が立つなどの身体反応に関する表現はみな、さまざまな神経伝達物質によって引き起こされたもので、それぞれの器官が実際に病んでいるわけではありません。

とはいえ、何かを変えることへの不安から、あなたにふさわしくないものにしがみついてあまりに長い間警告を無視していると、さしもタフな身体もいつかは耐えられなくなります。そして今や「本物の」症状が現れるのです。

けれどもこれは本書のレッスンをすればすぐに消えます。胃潰瘍や椎間板ヘルニア、慢性の下痢、ヘルペス、皮膚過敏症もたいていこれで良くなります。わたしのカウンセリンググルームでは、少なくとも週にひとりは非常に早く元気になりました。

何度も医者に行ったり、救急車を呼んだりすることはありません。二度目の胃洗浄も三度目の心臓の検査も役には立ちません。それよりも心の声があなたに何を言おうとしているのかを理解し、再び元気になるためのテクニックやレッスンを学んでください。

4 心の声と理性は絶えず闘っている

多くの場合、パニック発作は無意識の厚意の表れなのです。これは、病気になってしまうようなひどい境遇にあなたが不安のあまりそれを長い間しがみつき、変えようとしないことが原因です。

ひょっとするとあなたは、心の声を通してそのことにとっくに気づいているかもしれません。けれども理性はそれをなんとかもっと先延ばしできないかと、理由を探そうとします。無視され続けた無意識は、いつかは馬鹿くさくなり、いい加減に目を覚ませとばかり、本気で強硬手段に出ます。

ですから、ここで大切なのは心の声を聞く練習をすることです。とはいえ、何かを決心したとき、それが心の声によるものなのか、理性によるものなのか、どこでわかるのでしょうか？　これはあなたが思っているより簡単です。非常にはっきりとした指標があるからです。

心の声は理屈ぬきだが、理性はいつも理屈を言う。


たとえば、もっと残業するようにと上司に求められたとき、心の声がはっきり「ノー」を言っても、たいていの場合、理性はすぐに反対して理屈をこね始めます。

「ほら、もっと稼ぐチャンスじゃないか」

「他の仕事を探したところで、しょうがないよ。どこだって似たようなものさ」

心の声は言います。「ストップ、休め！」。けれども、それがなぜかは言いません。

一方、理性のほうは理屈をつけます。「さあ、これも片づけてしまうんだ。そうすりゃ来週はやらなくて済むんだから」

けれども、無理をするとたいてい何かうまくいかないことが起き、その日の残りをミスの穴埋めなどに使うことになります。これ以上は無理だとなると、無意識は自分から休養をとります。つまり、病気になるのです。まさかと思うかもしれませんが、これが事実なのです。


心の声より理性のほうが賢いことはぜったいにない。

ただし、元気な心の声を聞けるのは、突然不安になった人だけです。たとえば、運転がものすごく好きだったのに、運転中にふいにパニック発作に襲われ、それ以降再び発作が起きるのではないかという不安から、トンネルや高速道路を避けるようになった人です。

昔から怖がりで、そのために免許を取らなかった人の場合は、いくらか事情は異なります。ほとんどの場合、これらの人々はミラーニューロン（84ページ参照）のために、子供の頃からものすごく怖がるようになり、脳もそれに応じてプログラムされています。しかもこれらの人々の多くは、多かれ少なかれ心に深く刻み込まれた社会的な恐怖症に苦しんでいます。

こういう人たちは、不安や心配から自由になるまでにもう少し長くかかるのが普通です。というのは、古い思考パターンを捨てて、新しい思考パターンを学ばねばならないからです。とはいえ、この本にあるテクニックを正しくきちんと続けてさえいれば、このプロセスも4～6週間以上かかることはめったにありません。カウンセリングルームで数多くの患者さんをみてきた経験からいって確かです。

5　検査を受けても何も見つからないわけ

ある種の症状は、ほかでもない自分が作り出していること、またその理由もわかった今、検査を受けても異常が見つからなかったことも納得できたと思います。実際、どこも悪いところはないのです！　喜んでください。あなたのトラブルは、後ほど詳しくお話しする脳科学に基づく「トリック」によって、薬や、それどころか手術よりずっと簡単に解決するのです。

ところで、心の、つまり無意識の力を過小評価して、心因性の病気を肉体の病気であるかのように扱う傾向は、世間で思われているより、はるかに一般的になっています。たとえばわたしの患者さんの多くは高血圧に悩んでいます。一日のうちに何度も血圧を測る人もいますし、もう何年もの間、降圧剤のβブロッカーを服用している人も少なくありません。

高血圧だったらどうしようと思うだけで、血圧は跳ね上がります。この現象は「白衣高血圧」といって、医学的にも認められています。医師の白衣を見ただけで血圧が上がる人が大勢いるからです。

自分で血圧を測っても、結果を恐れていれば似たようなことが起きます。ですからわたしは、基本的に24時間以上血圧を測定するよう勧めています。その結果、測定値が安全領域に入るほうが多ければ、医師と相談してゆっくりとβブロッカーを減らしていくべきです。正しくない数値をもとに、飲まなくていい薬を飲んでいると、長い間には身体は深刻な被害を受けるからです。一日のうちに血圧が高いときが何度かあるだけなら、薬を飲まなくても大丈夫です。

医師やセラピストの言いなりにならず、自分の人生は自分で決めてください。善意の助言だからといって必ずしもためになるとは限りません。それを理解するためには、時には少しばかりの常識があれば足りるのです。

ここでもうひとつ高血圧の例を。庭に水をやらなければならないとしましょう。庭用のホースは隅まで水をやるには少し長さが足りません。こんなとき、あなたはどうしますか？　わたしならホースの先に親指を押し付けます。こうすればすぐに水圧が上がって、水はより早く、そして遠くまで飛びます。

身体も同じです！　あなたがストレスを感じると、身体は酸素や栄養素がもっと必要なことがわかります。そのために動脈が収縮し、血圧が上がります。こうして必要なものはすべてより速く身体に供給され、老廃物もより速く排出されます。これらすべては完全に健康な身体反応です。ストレスがなくなるとすぐに血圧は元に戻ります。ところがβブロッカーで血圧を人工的に下げてこのプロセスを邪魔すると、血液をもっと速く流すために、身体は何か別の方法を考え出さねばならなくなります。動悸が速くなるのはこのひとつの表れです。

決定的な変化をもたらすものは、往々にしてごく単純な事柄です――心の声を聞く、堂々とした姿勢をとる、軽率に処方された薬を言われるままに飲んだりしない、そしてパニックを病気ではなく、本来そうであるもの、つまり、無意識の厚意だとみなす。ひょっとすると次に紹介する患者さんのように、数週間でうまくいくかもしれません。彼女はわたしに素晴らしいメールをくれました。一部を引用します。

ベルンハルト先生

先生のおかげでこんなにも早くパニック発作のない日々を送れるようになったなんていまだに信じられません。それどころか今ではパニック発作に心から感謝しているくらいなのです！ と言いますのも、もしパ

ニック発作がなかったら、わたしの人生で起きていたいろいろな問題についてきちんと考えることはなかったと思うからです。

にっちもさっちもいかなくなってからようやく、わたしはそれらを解決する勇気を得ました。思い返せば何年も前に決心すべきだったのです。長いことわたしが心から望んでいた生活を始めさせるために、「心」はパニックを使わなければならなかったのだということが、今ではよくわかります。

初めてカウンセリングを受けてから、まだたった4カ月しか経っていません。それなのにわたしの精神状態、いえ、わたしの人生そのものがこの15年間で一番調子が良いのです。友人たちもわたしの変化に気づき、たった数回のカウンセリングでこんなにポジティブになれたと知ってびっくりしています。これからどんなふうになっていくのか、わくわくしています。生まれて初めて新しい仕事や出会いに不安を感じなくなりました。この数カ月間の経験は言葉にできないほど素晴らしく、日一日とわたしを強くしてくれます。
本当にありがとうございました。

ニコル・W

このメールにわたしは非常に感動しました。喜びがあり、自分の人生の主でいることができる心安らかな人生をこの人が得られたのは、心の声を、それが人類発祥のときからそうであったもの、つまり最も賢いアドバイザーだとみなしたからなのです。
本書では、パニック発作の原因として、警告の無視の他に考え得る3つの原因について細かく解説していきます。すべての原因をしっかり突きとめて初めて、再び生きやすい人生が始まるのですから。

まとめ

あなたは病気ではない

偉大なコメディアンにして医師のエカート・フォン・ヒルシュハウゼンは舞台で、砂漠にいるペンギンの話をしています。この哀れな動物は、焼け付くような砂漠で暑さにぐったりしていますが、自分ではどうにもできないようです。水を探しに行こうにも、短い足では長くは走れませんし、羽があっても飛ぶことはできません。このペンギンは、いったいどうして砂漠なんかに迷い込んでしまったのでしょう？

けれども、おかしいのはどっちでしょうか。ペンギンでしょうか、それとも今いるところがただペンギンに合わないだけなのでしょうか？　いうまでもなくペンギンはまったく正常です。病気ではなく、ただ本来いるべきところ、つまり水の中にいないだけです。どうして砂漠なんかに来てしまったんだろうとか、どの薬が効くのかというより先に、ペンギンの考えるべきことはたったひとつです。

できるだけ早く水のあるところに行くにはどうしたらいいだろう？

あなたも病気ではありません——たとえそう感じていても。ただ所を得ていないだけです。仕事が合わないのかもしれないし、パートナーや友人との関係が良くないのかもしれません。それがわかって自分のいるべき場所に移ったら、再び気分が良くなるでしょう。パニック発作の原因になったかもしれないものについて、次にまとめておきました。

◆ほとんどのパニック発作は、あまりにも長く心の声を無視したことが原因である。

◆心の声は頭で考えたことと違って決して理由を言わない。何かを決断するにあたってその理由をあれこれ秤にかけているなら、すでにあなたは意識の中にどっぷりつかっている。その結果、信じられないくらい正確で賢い無意識の決定メカニズムを使っていない。

◆絶えずネガティブなことを考えたりくよくよしていたりすると、脳のネガティブなネットワークを日々新たに再編成してしまい、ついには不安発作や鬱を発症する。防衛的悲観主義は、いつかはわたしたちを病気にしてしまう。

◆パニック発作は、身体に原因があることもある。けれどもこの場合は、定期的にそして繰り返し起こる発作になることはまずない。そうなるのはほとんどの場合、くよくよすることが原因である。

◆不安症の肉体的な症状は、神経伝達物質によって引き起こされたものである。あなたは肉体的にも精神的にも病んではいない。ただ、急いで何かを変えなければならないということを無意識があなたに教えようとしているにすぎない。

第3章 不安を引き起こす外的要因とは

　不安を引き起こす原因には外的なものがたくさんあります。ある種の薬やドラッグ、家族や労働環境の問題、また、世の中や知人たちの変化なども。これらをひとつひとつ丁寧に見ていく必要があります。というのは、いくつもの要素がお互いに影響し合っていることがよくあるからです。自分に関係があるのはどれであるかがよくわかれば、それだけ不安から解放されやすくなります。

　パニック発作の原因になりうることがわかっている一連の薬があります。たとえば抗うつ剤。ばかげたことにこれはいまだに処方されています。つまり、実際にはその原因になるものを使って治そうというわけです。また統合失調症に処方されるいわゆる精神安定剤も不安やパニックを引き起こす可能性があるとされています。また、プロホルモンのサイロキシン（甲状腺ホルモン）もそうです。これについては後で触れます。

薬よりももっと頻繁にパニック発作を起こすのはドラッグです。どんなタイプのものであれ、ドラッグはわたしたちの脳に働きかけます。そもそもドラッグを服用するのは、このためです。

たとえば薬物でもあるアルコールは、気分が良くなるとかリラックスするとかの理由で多く飲まれています。けれども、一般に言われているのとは違い、アルコールが不安症の原因になることはめったにありません。ところが他のドラッグには、遅かれ早かれパニック発作を生じさせる可能性が非常に高いものがいくつもあります。

第一にあげられるのは、大麻の活性物質であるＴＨＣですが、エクスタシーやコカインも同様です。さらにいわゆるマジックマッシュルームをはじめ、現在市場に氾濫している多くの新しい合成麻薬も、不安症の原因として特定されています。

ですから前にもお話ししたように、このようなドラッグを飲んだ後、48時間以内に初めてのパニック発作が起きたら、そのドラッグからすぐに手を引かなければなりません。あなたの脳は、向精神性の薬物によって単にある体験をしただけではありません。これを情報としてシナプスを使って保存します。それからはそのドラッグを飲むたびに、脳はこれらのシナプスを新たに活性化し、強化します。その結果、この不愉快な発作が繰り返し起こる可能性はますます高くなるのです。

発作の原因ではないかと思われる薬についても、これと同じ注意が必要です。この場合はぜひともかかりつけの医師に相談して、どこまで減らせるか、ないしはそれに代わる薬剤があるかどうか、調べてもらいましょう。

どの物質が原因なのかには関係なく、飲んだことで脳にはすでにネガティブな連結がいくつか生まれています。ニューロンのこのネットワークは、二度とその物質を飲まなくても簡単に消えはしません。ですから有害な物質をやめるだけでなく、この連結をできるだけ早くなくさなければなりません。とはいえ、残念ながらこれは直接にはできません。ちょっとした回り道が必要です。

ポジティブな情報による新たなニューロンの回路は、特殊なメンタルトレーニングによってアクティブに作らなければなりません。これがもともとあったネガティブな回路より強くなれば、脳はさっそく新しいポジティブなほうを使うようになり、古いネガティブなほうは自然に消えていきます。

それがどのように神経生物学的に機能し、その際、細胞再生がどのような役割を果たすのか、それについては第4章で詳しくお話しします。

1　代替薬は力強い味方になる

甲状腺の機能低下のため、一生、甲状腺ホルモン剤を飲み続ける人は、不安症になる大きなリスクがあります。けれども幸いなことに、現在ではその代わりになる薬があり、リスクを最小限に抑えることができます。たとえば、サイロキシン（T４）に加えて第二の重要な甲状腺ホルモンであるトリヨードサイロニン（T３）を飲むだけで効果がある場合もあります。

機会があったら、T４値だけでなくT３値も調べてみるといいかもしれません。あなたの健康にとってこの値はT４値と同様に重要だからです。

残念ながら、ドイツでは今、薬を変えることを専門に研究している医師はほんの少ししかいません。けれども、医師の言うままに与えられた薬を飲むのではなく、常に自分の身体の状態に注意を払って、果たして今飲んでいる薬が本当に必要なのか、同じような効果のあるもっとも穏やかな薬があるのかどうかを、折に触れて医師に聞いてみるといいでしょう。

2 気分の悪さやのぼせも保護のメカニズムだと知る

人間の身体というのは奇跡の産物です。非常によくできた保護、および早期の警告メカニズムを自由に使うことができるだけでなく、生きている限りわたしたちが自らを傷つけることのないよう見張ってくれています。

食べてはいけないものを食べたり、身体に合わない薬やドラッグを飲んだりすると、たちまち気分の悪さ、めまい、のぼせなどで反応します。吐き気がしたり下痢をしたりすることもまたわたしたちを助けているのです。こうして有害な物質をできるだけ速く排出するからです。

身体に良くないものを食べたり、薬を乱用したり、ドラッグを飲んだりすると具合が悪くなることは誰でも簡単に想像がつくのに、あまりに長い間意に染まない仕事やパートナー、生活環境などに甘んじていると、よく似た症状が現れることを理解している人はなかなかいません。しかし、これはやはり中毒したときとよく似た生化学的な事象なのです。

体調を崩した原因が薬やドラッグであろうと心の声を聞かなかったためであろうと、次のように言えます――潜在的な危険が大きければ大きいほど、わたしたちの身体はどんな手を使ってもこの行為をやめさせようとする。

肉体的なものであれ精神的なものであれ、わたしたちの身体は不健康なものと接触すると、神経伝達物質とホルモンを介して同じような反応をします――気分の悪さ、胃痙攣、不愉快な温度感覚、めまい、痛み、感覚異常（知覚障害）、頻脈。たったひとつの違いは、精神的なものが原因の場合は、最初は穏やかで、放っておくと次第に激しくなるのに対して、薬やドラッグによるものはすぐにはっきりと感じられることです。

3　向精神薬は恵みより災いか？

(1)　抗うつ剤

精神的なものがもとで起きた不調はとても激しいことが多いので、抗うつ剤で早く患者を助けたいと考える医師やセラピストはたくさんいます。したがって、この薬が世界中で一番よく処方されているのは何の不思議もありません。

その背景にあるのは、鬱や不安に悩んでいる人は、脳内のセロトニンとノルアドレナリンが不足しているという考えです。そもそもこれらの神経伝達物質には喜びや陽気な気分を感じる働きがあると考えられており、抗うつ剤はこれらの物質を再び増やす働きをするといわれています。まあ、理論上はそうなります。

けれども実際はどうでしょうか。望んだような効果が出ないため、入院中についに5種類の抗うつ剤を処方されることになったという人をわたしは何人も見てきました。ある患者さんはそれを、少しでも効果のある薬を求めて、霧の中をヨロヨロと歩いている状態だと表現しました。

抗うつ剤に関する新しい研究をいくつか見てみれば、このような証言は少しも驚くにはあたりません。ペンシルベニア大学のジェイ・フルニエ研究チームは、この薬は軽度から中度のうつ病にはほとんど効果がないことを証明しました。

実際、薬を処方されている人たちを見てみますと、次のような結論になります――抗うつ剤は患者の25％にしか効果がない。75％の患者にはまったく効果がないうえ、その多くに不快な副作用がある。

抗うつ剤はその原因となっているところ、つまりニューロンの連結部分を攻撃するのではありません。それよりもむしろ、今の苦しみを軽減しようとして神経伝達物質のバランスをいじっているだけです——たとえばこんなふうに。

車の冷却水のシステムに穴が開いてしまいました。それなのにあなたはその穴を修理せず、モーターが壊れないようにと、毎日冷却水を足します。当然穴はだんだん大きくなり、同時にあなたの行動範囲はどんどん小さくなります。水を注ぎ足すために始終停まらなければならないからです。

そう、それより穴を修理するほうがもちろん賢いやり方です。これはまた不安症にも当てはまります。この場合も、レッスンをすることで脳を構造的に変えるほうがいいのです。不安を抑える薬は、原則的にはこの冷却水の絶え間ない注ぎ足しと同じです。せいぜいのところ、修理を少し先に延ばすだけで、肝心の問題は解決されません。

抗うつ剤については、薬品業界のいうとおりの有効な成分を含んでいるのかどうか、何年も前から学界でも次第に疑念がふくらんできています。抗うつ剤や精神安定剤の効果について意図的に嘘をばらまいたかどで、いくつかのアメリカの有名な製薬会社がすでに数十億ドルの罰金を払うよう命じられています。精神安定剤についていえば、今も昔も意見が分かれているにもかかわらず、しばしば不安症の患者にも処方されています。

ところでアメリカでは2005年以降、すべての抗うつ剤の箱に大きな文字で警告を記すことが義務付けられています。服用すると――若い患者の場合は特に――自殺のリスクが高まる。これほど重大な警告が、ドイツではどうしてタバコの箱にはあっても、薬の箱には書かれていないのか、わたしには大きな謎です。

(2) 強い鎮静剤

不安症の治療では、抗うつ剤の代わりにしばしば鎮静剤が使われます。これはベンゾジアゼピンと言って、依存症になる可能性がきわめて高いものです。現在およそ20種類が市場に出回っていますが、わたしのカウンセリングルームで一番よく見かけるのはジアゼパム（バリウム）とロラゼパム（タボール）です。この薬は即効性があり、たいてい20分以内にリラックス効果が現れます。ですから不安症に悩んでいる患者の場合、この薬剤にすぐに手を出す危険が大きいのです。

けれども、なんと2週間以上定期的に服用しただけで、依存症状が現れます。すでにベンゾジアゼピン依存がある人の場合は、突然やめると激しい禁断症状が起きます。ですからできればこの薬を飲まない、さもなければ本当に緊急のときだけにするほうがいいのはもちろんです。

というのは、他の抗うつ剤と同じようにベンゾジアゼピンもただ不安を和らげるだけで、その原因となる問題を解決しないからです。起こり得る副作用のリストをみると、不安やパニック発作を抑える向精神薬は、恵みよりも災いだと思います。わたしにとってとても大切なことをひとつお話ししておきます。

すでに向精神薬を飲んでいる人は、勝手にやめてはいけない。

すでに習慣になっている場合、突然やめると激しい拒絶反応が起きるかもしれません。そういう人は、ぜひ医師の指導のもとにゆっくりと長い時間をかけて薬を減らしてください。一番良いのは、本書のレッスンをすべてきちんと終えて、薬を断っても楽に乗り越えられる自信がついてから行動を起こすことです。

4 自己責任と自尊心が健康へのカギ

健康へのカギはあなたの中にあります。あなただけが自分の人生に責任があるからです。世の中も、医師も、家族も、あなたの行動を最終的に決めることはできません。誰も、あなたに合わない薬を無理やり飲ませることはできません。誰も、もはや心の通わないパートナーと一緒にいろとあなたに命じることはできません。日々あなたを不幸せにしている仕事をやめるなということもできません。当然受けるべき愛や尊敬を受けることのない環境にあなたを鎖で繋いでおくことなど、もちろんできません。

それができる人は——そう、あなただけです！

とはいっても、あなたに罪を擦《なす》りつけるつもりはさらさらありません。そうではなく、不安と自信のなさから抜け出す道を指し示したいと思っています。再び自分自身の人生に対して全面的に責任を引き受ける覚悟ができて初めて、あなたは自由で心安らかな人生の一歩を踏み出すことができるのです。

それだけではありません。何かを変えることに対する不安を取り去ることが必要です。まさにこの不安こそ、もう耐えられないはずの環境に人々をしがみつかせているものなのですから。

でも、どうぞ安心してください。この本であなたはこれからさまざまな戦術を学べます。何かを変えることが簡単なだけでなく、楽しくなる、そんな戦術です。そのひとつは、定説の嘘を発見すること、つまり日頃の思い込みの誤りに気づくことです。これに関してちょっとしたエピソードをお話ししましょう。

あるとき、ドイツ北部出身の女性がわたしのカウンセリンググルームにやってきました。ドリスと呼んでおきましょう。ドリスはもう何年もの間、大手の不動産管理会社で働いていました。初めのうち、同僚と一緒におよそ320軒を担当していましたが、出産のためにその女性が退職してからは、昇給もなしに、そのままひとりで働き続けねばなりませんでした。

この職場で働いている9年間のうちに、担当する家の数は500軒を超えました。もうひとり雇ってほしいと上司に言ってもだめでした。彼は言いました。

「これまですべてきみひとりでやってこられたじゃないか」

今では仕事を片付けるため、週末に家に書類を持ち帰っているのを知っていながら、彼は見て見ぬふりをしていました。そんななか、結婚生活もだんだんとぎくしゃくしてきました。成人した娘やわずかに残った友人たちとの関係も悪くなる一方でした。

いつも疲れ切っていて、人との付き合いに心を配る気力が残っていなかったのです。

ついに、ある日突然パニック発作に襲われたとき、ドリスはこのままではやっていけないことに気がつきました。

一部始終を聞いた後、わたしは言いました。

「どうして今まで転職しなかったのですか？」

ドリスは即座に答えました。

「わたしはもう49歳です。この年になると新しい職場を見つけるのは簡単ではありません。しかもそこそこ高い給料をもらっています。わたしの経歴ではそんなに払ってくれるところはなかなかありません。おまけにわたしより若い人たちが大勢仕事を探しています。その人たちはわたしよりずっと安い給料でも働くでしょう」

「そんなに確信があるということは、以前どこかに応募したことがあるからですか？」

もちろんそうではありませんでした。ドリスは自分の考えが正しいと思い込んでいたからです。そこでわたしは彼女に言いました。

「自分が雇う側だと思ってください。そうしたらどんな人を雇いたいですか？　豊富な経験があり、９年間もたったひとりで５００軒もの家を預かってきた49歳の女性でありとあらゆる借家人と住まいのトラブルを長年扱ってきて、ひとりで仕事をこなせるだけの自信と手腕のある人？　それとも、十分な経験のない、若くて未熟な人のほうを雇いますか？　親子ほど年の離れた癇癪《かんしゃく》持ちのじいさんと渡り合おうとする28歳の女性を？　いまだ満たされない子供時代の夢が忘れられず、明日にでも来なくなってしまうかもしれない、そういう女性を選びますか？」

不利だと思い込んでいたものが実は大きな利点だったことに、ドリスもようやく気づきました。その週のうちに他の不動産管理会社に宛てて意欲的な応募書類を2通書いたところ、どちらの会社もすぐに採用したいと言ってきました。まだ元の会社で働いていたので、ドリスは余裕を持って両社と労働条件について交渉することができました。

3カ月後、彼女は転職しました。そのときからパニック発作は消えました。かつて500軒だった担当家屋は今では180軒になり、給料は450ユーロ増えました。週末は休みが取れ、それどころか毎日の通勤も15分短くなったのです。素晴らしい結果になりました。しかもそれはただ、自分の考えが本当に正しいのか、一度真剣に考えてみる気持ちがドリスにあったからなのです。とはいえ、もっと早く決心しておけば失わずにすんだ日々は、やはりもったいないと思います。

こういう話をわたしは毎日のように聞いています。人間というのは、それが本当に正しいのかどうかをろくに確かめもせずに、とっさの思いつきを信じてしまう傾向があります。残念なことに、これらの考えのひとつひとつがわたしたちの人生や幸福に影響を及ぼしているのです。

こういう考え方をする両親のもとで育ち、それを幼い頃から刷り込まれた人は、ここでカウンタープログラムをトレーニングするといいでしょう。アメリカのベストセラー作家バイロン・ケイティはその書『ザ・ワーク　人生を変える4つの質問』（ダイヤモンド社）でこのプログラムについて非常にうまく説明しています。わたしも患者さんたちにぜひ読むように勧めています。

ここにある質問のテクニックとレッスンによって、あなたは人生を無駄に生きづらくしているさまざまな思い込みに気づくことができます。おまけに次第に多くのチャンスに気づくようになり、これらを生かせるようになるでしょう。そうすれば再びアクティブで自信のある幸せな人生を築くことができます。そして、あなたの脳の中の不安やパニックに対する自動化はじきになくなります。

自己責任についてはここまでとして、自尊心はどうなってしまったのでしょう？薬物によって繰り返し現実から逃げようとするのはどんな理由からでしょうか。まともに「役目を果たす」ためだけに、何百万人もの人が毎日薬で元気になろうとするのは？　どうしてあれほど多くの人々が毎晩酒を飲んで憂さ晴らしをするのでしょう？　モノを買って気を紛らせる人があれほど多いのはなぜでしょうか。そんなことをしたって孤独や虚しさから救われないことなど、とっくにわかっているのに。

人間の自尊心がこんなに頼りないものになってしまったのはどうしてでしょうか。健全な自尊心を持ち合わせている人々とはどこが違うのでしょう？　もちろん幼い子供の頃の刷り込みはそれなりに影響力があります。けれどもこれはとうてい長い間信じられていたような大きなものではありません。

事実、わたしたち人間が老年になるまで自分の行動パターンだけでなく自尊心もコントロールできることは、多くの研究で証明されているのです。

すべては自分に対して正直になることから始まる。

何年もかけて築いてきた人生に今でも本当に満足していますか。決断すべき時機を逸したのではありませんか。夢ではなく悪夢だということにとっくに気づいているのに、それを認めようとはせず、しがみついていることはないでしょうか。もしかするとそれは、かつては夢にまで見たけれど、今となっては色あせてしまった仕事かもしれません。通勤時間が短いから、あるいは昔このポストを得るためにものすごく頑張ったからというだけで、これからも毎日重い足を運ばなければならないのでしょうか？

もしかするとそれは、かつての「最愛のパートナー」かもしれません。もう愛しておらず、ただ子供のためだけに一緒にいる、そういう相手です。子供のいる人はご存じでしょうが、親が望むと望まざるとにかかわらず、子供たちは親の行動を真似します。親がもはや幸せではない関係を続けていたら、子供たちに何を教えてやれるのでしょうか。

「いいかい、もし将来お前が子供をもったら、どんなに不幸でもパートナーと別れてはいけないよ。子供たちが皆独立して初めて、自分の好きなように生きることができるんだからね！」

あなたがお子さんに言いたいのはこんなことですか。いや、違う？　それなら、どうして決断しないのですか。まさかお子さんたちが将来自分と同じように苦しむことを望んでいるのではないでしょう？

もしかするとここに書いてきたようなことはどれも、あなたには当てはまらないかもしれませんね。もしそうなら、あなたの今おかれている環境に問題があるのかもしれません——たとえば、家庭の雰囲気がどんどん悪くなっているのに買おうとしている家、あるいはもう共通の関心を持てない友人関係など。

今までにわたしのカウンセリングルームを訪れたすべての患者さんのうち、7割以上の人が次の3つの分野で問題を抱えていました。

まず、パートナーとの関係、それから仕事や個人的な生活環境の3つです。第4章ではそれに必要なパワーを見いだすため、そして同じ失敗を繰り返さないための方法を順次お伝えしていきます。心配はいりません。あなたに冷たい水の中へ飛び込めと言っているのではないのです。健康への道はなだらかで歩きやすい一歩の積み重ねです。すべては何かを思い切って変えることで始まります。初めに書いたアインシュタインの言葉を思い出してください。

アメリカの伝説的な実業家ヘンリー・フォードは、この点について素晴らしい言葉を残しています。

愛する、さもなければ去るか、変える。

そう、常に3つの選択肢があるのです。そのためにはまず、自分を価値のあるものとみなすことから始めてください。再び元気になり、自分を愛して初めて、家族や友人たちの力になれるからです。置かれた環境に満足していれば、会社にとっても活力を与える大事な存在でいられるのです。

今大切なのは他人があなたに何を期待しているかではなく、あなたが何を望んでいるか、それだけです。これを健全なエゴイズムと呼びましょう。けれどもエネルギーがあるのは充電したバッテリーだけだということをお忘れなく。空っぽのバッテリーは誰の力にもなれません。

5　楽しみ、リラックスする

今日のうちにもぜひ、「したいことリスト」を作ってください。散歩、水泳、絵を描く、読書する、友人とバーベキューをする、ダンスをする、音楽を聴く、または自分で楽器を演奏する、何でもいいのです、書き出してください。このリストにあるものはあなたのエネルギーを再び充電できるでしょう。ひょっとするとあなたはこう思っているかもしれません。言うのは易しいけれど、そんな時間はない。しなければならないことすらまともにできていないのだから。

そういう考えは、充電する暇はないとつぶやきながら、バッテリーが少ししか残っていない懐中電灯で暗いトンネルを歩くようなものです。けれども、暗闇で方向がわからなくなり、冷たいトンネルの壁を手探りしながら歩くことになったときに、ようやく優先順位を間違えたことに気がつきます。まだ間に合ううちに時間を取って十分なエネルギーを手に入れていたら、はるかに速く進むことができたに違いありません。

もしかすると今のあなたは、わたしの患者さんによくある状態なのかもしれません。つまり、楽しいことを思い浮かべようとしてもすぐには浮かばない、そんな状態です。こういう人たちに「**したくない**」ことは何ですかと尋ねると、次々と答えが出てきます。これは今の状態ではごくノーマルな反応で、不安になることはありません。楽しいことより、**望まない**ことを見つけるほうが得意だというだけです。

ここに若い男性がいるとしましょう。この男性はもう何年も左腕だけをダンベルで鍛え、どこも悪くないのに、右腕のほうをまったく使わずにいました。左腕はどんどん筋肉がついていくのに、右腕は痩せて弱っていきます。今では左腕は50キロのダンベルを持ち上げられるようになりましたが、右腕では5キロがやっとです。

このアンバランスをなくすためにはどうすればいいでしょうか。そう、右腕を鍛えて左腕はできるだけ休ませておくのです。絶えず使っていると筋肉は減りません。同じように、絶えずそればかり考えていても問題を解決することはできないのです。それよりも問題のある場所、つまり、筋肉ないしニューロンの連結が不足しているところに働きかけることです。

さて、この男性が今こう言ったとしましょう。

「右腕は弱すぎて鍛えることができません。左腕でやってはいけませんか？　そちらのほうがずっと楽なんです」

おそらくあなたはこう答えるでしょう。

「だからこそ右腕を鍛えなければいけないんですよ。我慢してやってごらんなさい。そうすればじきにもっと重いダンベルを持ち上げられるようになりますよ」

わたしがあなたに差し上げたいアドバイスはまさにこれです。あきらめずにやってみてください。ほんの数週間鍛えれば、あなたの脳は再び幸せや快活さ、そして喜びを感じられるようになります。もちろん初めのうちは、アルコールやドラッグでごまかすよりも骨が折れます。でもそれだけのことはあるのです！

患者さんのほとんどは、20分間のメンタルトレーニングを日課にした結果、6週間足らずでまったく新しい生きる喜びを味わっています。強くなったあなたは、どんな外的要因が不安の原因に大きくかかわっているのか見分けることができるようになって、少しずつそこから自由になっていきます。

まとめ

外的要因によるパニック発作をすばやく止める

◆パニック発作を起こす可能性のあるドラッグはたくさんある。パニック発作が起きたら、どんなことがあってもそれを避ける。

◆パニック発作を起こす可能性のある薬がいくつかある。けれどもほとんどの場合、代替となる薬や手段があるので、かかりつけの医師に相談すること。必要なら、この問題について詳しい医師を探す。

◆すでに向精神薬を飲んでいるなら、自分の考えで勝手にやめてはいけない。医師の指導のもとに少しずつ減らしていくこと。

◆あなたの人生に責任があるのはあなたしかいない。人生は短い。うまくいかないパートナーとの関係、惨めな仕事、当然与えられるべき評価や愛を得られない境遇でぐずぐずしている暇はない。次の名言をモットーにして生きる——愛する、さもなければ去るか、変える。

◆パワーを出せるのは充電済みのバッテリーだけ。健全なエゴイズムは、パートナー、親、労働力としての役目を果たすための基本的な前提である。

◆大事なのは不安から逃れることではなく、好きな仕事や人々と関わりを持つこと。そのほうがずっと大切である。そうすれば不安は来たときと同じようにすばやく消えていく。

第4章 ポジティブな脳の回路を作る

不安症のほとんどは、誤った方向へ脳が自動的に反応することが原因です。不安とは習得された行動パターンだからです。

幸い、最新の脳研究のおかげで、これらの行動パターンがデータとして脳に保存される方法について多くのことがわかっています。この数年間で、それをたった数週間のうちに「忘れる」ことができるカウンタープログラムが開発されました。今のあなたには信じられないかもしれませんが——おそらくこれまでにもいくつかセラピーを経験したことでしょうから——あなたのための解決法はあるのです。

この章で詳しく説明するメンタルトレーニングや第5章であなたを待っている、不安を止めるテクニックを使えば、ほとんどの不安症はたった6週間から12週間の間に完全に乗り越えることが可能です。

1　不安は習得されたもの

1歳の子が部屋の真ん中に座って積み木をしていると考えてください。お母さんは部屋の隅に座って、その様子をのんびりと眺めています。突然、見たこともない大きな犬が部屋に入ってきて、その子に近づいてきました。犬に気がついたこの子は、まずお母さんの顔を見ます。

このとき、怖がるか、それとも喜んで犬に手を伸ばすか、それはお母さんの態度ひとつです。お母さんが怖がると、それがすぐにその子に伝わって、いずれ泣き出すでしょう。けれども、お母さんが悠然として笑っていたら、安心して犬に触るでしょう。

このプロセスに関わっているのはミラーニューロンといわれるものです。ミラーニューロンの働きで、わたしたちは小さなときから周りの人間の行動を自分に反映し、それによってものごとの善し悪しを本能的に学びます。たとえば、犬と遊ぶことが多かった家庭で育った子供たちが、めったに犬を怖がらない理由のひとつはこれです。

いずれにせよ、わたしたち人間が遺伝子上生まれつき持っている不安は、たった2つしかありません。ひとつは高い所、もうひとつは大きな音に対するものです。これ以外の不安はすべて何年もかけて習得されたものにすぎません。その多くは生まれてから6年間のうちに身につけるといわれています。

「ニューロンが習得する」とは、この行動パターンを自動的に起こすことのできる十分な数のシナプスが作られたという意味です。したがって現状を変えることに対して刷り込まれた不安や恐れは、両親が同じような行動パターンを示していた人に多く見られます。どういうものであれ、変化に対して尻込みをし、何十年もの間、満足できない仕事についている、あるいは子供のためだと言い張って、もはや愛のない結婚生活を続けている、そんな家庭では、子供たちは幼いときからミラーニューロンを通して、ある特定の行動パターンを習得し、その結果ニューロンが何度も何度もデータを保存する可能性があります。

けれども習い覚えたものはまた、忘れることもできるのです。不安を引き起こす行動パターンを続けることを、あなたに強制できる人はいません。幸いなことに新しい脳研究を基にした、さまざまなテクニックを使って別のプロセスを作り出すことができるようになりました。

とはいうものの、これらは現在ではまだあまり実践されていません。したがって、困ったことに不安やパニックをなくすのは難しいと信じ込んでいる患者やセラピストがいまだにたくさんいるのです。

2 標準セラピーは役に立たない

70年代から90年代までの脳に関する知識の多くは明らかな誤りであることが、今では証明されています。それなのに、現在標準とされているセラピーの多くは、なんとその頃、あるいはそれどころかもっとずっと昔に開発されたものなのです。ですから何年間もセラピーを受けた人の多くが、今なおパニック発作に苦しんでいても何の不思議もありません。

90年代の半ばまで、成人の脳は、もはやほとんど変化しないと大真面目に考えられていました。しかしながら、エリック・カンデル教授をはじめとする偉大な科学者たちのおかげで、今では脳は絶えず変化していることがわかっています。脳は使い方に応じて変化するのです。たとえばロンドンのタクシードライバーの脳は、方向感覚をつかさどる領域がオフィスで働いている人たちよりも明らかに大きいことがわかっています。

脳のこのような能力を脳の「可塑性《かそせい》」と言います。現在、ドイツで保険が適用されている不安症のためのセラピーは、その大半が脳に変わる力があることが知られていなかった時代に開発されたものです。これらのセラピーは30年から60年経っており、精神分析に至っては、なんと120年以上も前から変わっていません。従来のセラピーの多くは、成人したら多かれ少なかれ脳は出来上がっており、しかもある一定の年齢になるともう変わらないという考えに基づいています。

タクシードライバーの脳のある特定の場所が大きくなるように、わたしたちの脳も日々の使われ方に応じて変化します。いつも心配ばかりしていると、誉め言葉より批判のほうがずっと早く口から出てくるようになります。幼いころから悲観的な考えをするように育てられた人の脳は、夢を実現するためのアイデアより、実現できない理由のほうをすばやく、そしてたくさん見つけるでしょう。とはいっても、それは実際に困難の方が多いということではありません。その人の脳が困難に目を向けるように訓練されていて、可能性を見落としているだけです。

長い間不安や恐ればかり見るよう訓練された脳は、遅かれ早かれ不安症あるいは鬱を引き起こします。けれども、脳を訓練することができる以上、快活さや喜びのほうへ向けることもできるはずです。事実、今では数週間で脳をプログラムし直すことができるテクニックがあります。脳科学者はこんなふうに言います――同時に発火（興奮）するニューロンは結合する。つまり、一緒に発火するニューロンは、シナプスを通じて結合するのです。

後で詳しく説明する新しいメンタルトレーニングによって、今では非常に多くのシナプスに同時にポジティブな情報を放出させることができます。その結果、これらはお互いに結合し、その結果あなたの頭の中にポジティブな新しい情報の回路ができるのです。

こうしてできた新しいネットワークがしっかりしていればいるほど、ポジティブな考えが自動的に頭に浮かぶようになります。一方、不安な考えは次第に少なくなっていきます。ポジティブに考えることのほうが多い日が3週間続けば、あなたの身体は不安を乗り越えられるように積極的に協力し始めます。このときから、細胞再生の法則はあなたのために働くようになるからです。脳科学者がよく口にする言葉をもうひとつ――使わないとだめになる。

定期的に動かさないと筋肉は減ります。鍛えればすぐに増えます。シナプスも同じです。不安が保存されているシナプスの結合は長い間使わなければ減っていきますが、しじゅうそのことばかり考えているとどんどん広がってしまいます。

不安症の標準的なセラピーの多くがなぜ無駄に長くかかるのか――ひょっとしてあなたはすでに気がついているかもしれません。その理由は、グループセラピーや暴露療法、不安に関する定期的な会話によって、本来なくさなければいけないニューロンの回路を絶えず強化していることがひとつ。

もうひとつは、そこで使われているリラックスするためのテクニック、たとえば気功や斬新的筋弛緩法、自律訓練法などは、いくらか気持ちが休まるだけでニューロンの構造をほとんど変えないからです。また非常によく行なわれている呼吸法も、残念ながら、脳のありがたくない自動化をすぐになくすことはできません。不安を持続的になくせるのは、それが生まれた所、つまり脳のニューロンにおいてだけなのです。

とはいえ、中にはいくつか例外もあります。認知行動療法やアクセプタンス&コミットメントセラピー（ACT）、短期療法、それから催眠療法にも、さまざまな優れたテクニックがあり、わたしも毎日使っています。ただしその中の、脳の可塑性をポジティブに促すものだけを選んでいます。ほかでもないここに、わたしと他の多くの専門家との決定的な違いがあるのです。

専門家の多くは、ある程度進んだ不安症になると脳をむしろネガティブに結合してしまう方法をいまだに用いています。そのため、せっかくの治療効果の大部分が失われてしまいます。そのひとつが暴露療法といわれるものです。

(1) 暴露療法

暴露療法によって、ニューロンの結合がたくさん生まれますが、残念ながら誤った方向のものがほとんどです。これはどうしてでしょう？　暴露療法はあなたが特別に恐れている状況を体験させることで、不安が根拠のないものだということを学ばせるものです。この拷問に何度も耐えれば、それだけあなたの不安は「鈍麻《どんま》する」というわけです。

しかし、これがうまくいく場合は非常に限られているだけでなく、不安症がごく初期の段階にあるときだけです。10人のうち8人は、症状が悪化します。なぜなら、これで死ぬことはないと頭ではわかっていても、不安にかられ、逃げ出したいと思いながら、何時間も過ごすことになるからです。

けれども、わたしたちが考えたことはすべて脳の中でニューロンの連結を生むうえに、考えのもとになっている感情が強ければ強いほどこれが活発に働くため、この療法を受けるたびに数百のポジティブなシナプスと同時に何千ものネガティブなシナプスができてしまいます。

ですから、最初に不安のない環境で脳をプログラムし直してから、リラックスした状態で、不安に襲われることなく何でもできることを体験するほうがはるかにいいのです。具体的な方法については、４章「３　セラピーを成功させるには」でご説明しましょう。

(2) 精神分析

精神分析においては、不安症の患者に対するネガティブな影響はもっと強烈です。というのも、子供時代の記憶を掘り起こすことには、結局のところ、幼いときのトラウマを見つけるという、たったひとつの目的しかないからです。そしてそのトラウマが大人になったわたしたちが抱えている何らかの心理的なトラブルの原因だというのです。

子供時代がわたしたちの性格形成とその後の人生に影響を与えることには、なんら疑問の余地はありません。しかしこの影響は、長い間思われてきたほど重要ではないのです。少なくとも、遺伝による要素、その後の社会的な環境、それから出生前の発達、つまりわたしたちが母親の胎内にいたときの状況も同じように重要です。

今日わかっているのは、わたしたちのその後の人生にはっきりそれとわかる良くない影響を与えるには、これらの4つの要素のうち、少なくともその2つが極めて不利な経過をたどらなければならないということです。

また、その影響の強さは、残りの要素にかかってきます。たとえば、良い友人関係や優しいおばさんは、欠陥のある遺伝子や無知な両親が与えたかもしれない害の多くを十分に埋めあわせることができます。

医学や心理学に詳しくなくても健全な常識があれば、トラウマになるような子供時代の出来事にのみ焦点を当てる精神分析のやり方が間違っていることがわかるでしょう。幼いときのネガティブな経験が本当に後の精神的な障害につながるなら、第1次、あるいは第2次世界大戦のときに子供だった人々は皆、人格に障害があることになります。何年にもわたって続いた殺人やレイプ、爆撃、追放、空腹など、これ以上のトラウマはまずありえないからです。

ところが、奇妙なことにまさしくこの世代は、肉体的にも精神的にも極めて強かったのです。それどころか、子供時代の苦労は人が成熟するうえでプラスになるのかとさえ思えます。優れた人々の自伝を探してじっくり読んでみてください。屈託のない子供時代を過ごした人はほとんどいないことがわかるでしょう。けれどもこう言ったからといって、お子さんの人生を不必要に厳しいものにすることを勧めていると思わないでください。学校制度も今日の社会も、いやというほど軋轢に満ちているのですから。

子供のときにした辛い体験は忘れたいと思うなら、そのままにしておきましょう。ここで再びエカート・フォン・ヒルシュハウゼンの言葉を引用したいと思います。この点について彼は非常に的確なことを言っています。

「子供時代はクソ《いやなもの》だったかもしれない。だからといってクソを入れたおまるを膝の上に乗っけて2年間かき回してみたところでどうなる？　間違っても金《きん》なんか出てきやしない。クソはクソのままだ」

何度も言うように、無意識の主要な働きのひとつは、わたしたちを守ることです。

その際、無意識はウイルス対策ソフトのような働きをして、入ってくるあらゆる情報がわたしたちの役に立つものか、それとも害になるものなのかを絶えず検査しています。そして退治できるウイルスを見つけるとすぐに隔離します。コンピュータ《脳》の中にまだウイルスがいても、じかにアクセスできないため、もはや悪さはできません。

ここでわたしたちが犯すかもしれない誤りは、隔離された場所からウイルスを取り出し、ためつすがめつ調べることです。まさにこれをやっているのが精神分析なのです。ですから、わたしたちが子供時代のある特定の事柄を覚えていなかったり、思い出そうとしなかったりすることには十分な理由があるのです。

わたしの見るところ、結局どの精神分析も同じ結果にたどり着くようです。つまり「責任はあなたのご両親にあります」。けれども、この知識が今あなたの役に立ちますか？　ひょっとするとあなたは今、ご両親に対して腹を立てているかもしれません。なぜならあなたの人生をめちゃくちゃにしたのですから。

けれども、このまま精神分析の論理に従うと、あなたのご両親は世界一素晴らしい言い訳ができることになります。

「そんなことを言われてもどうしようもないよ。だってわたしたちがそうなったのは、おじいちゃんやおばあちゃんのせいなんだからね」

このように自分の人生に対する責任は常にひとつ前の世代へとさかのぼり、とどのつまりは楽園にいた、あの最初の人類にまで行き着いてしまいます。けれども残念ながらこれも、あなたが抱えている問題の解決の役には立ちません。

誤解しないでいただきたいのですが、わたしは決して昔の世代のセラピストたちの業績を貶めているのではありません。今から125年も前に人間の心理について考え、精神分析学を打ち立てたフロイトは偉大な業績を残しました。それをベースに多くの新しい発想が生まれ、検証されてきたのです。

両親との関わりや幼少期に身につけた行動パターンが、大人になってからのわたしたちの人生にどんな影響を及ぼしているのかを知ることは、非常に興味深いとはいえます。にもかかわらず、精神分析のテクニックは今では古くなりました。しかもそれ以降、これといった進展はありません。それはちょうど、125年前の器具を使って治療する歯医者へ行くようなものです。同じように、不安症の治療も古くなった療法でよしとすべきではありません。

(3) グループセラピー

基本的にはわたしはグループセラピーに反対ではありません。とりわけ依存症の治療には効果があると思っています。依存を克服できるだけでなく、ぶり返さないようにするためには良い方法です。

しかしながら不安症については――少なくともいまだに一番よく行なわれているものについては――全面的に間違っている、いやそれどころか危険だとさえ考えています。これまでに何百人もの患者さんからこのグループセラピーで症状が悪化したという訴えを聞いたからだけではありません。神経生理学的に見ても、この療法は不安症の場合にはプラスよりもマイナスのほうが多いのです。

なぜでしょうか？　わたしたちが認識したり考えたりすることはすべて、シナプスが結合することによって脳に保存されます。では、もし不安にいかに苦しんだかという話を車座になって聞き、自分も不安についての話を披露するために何時間も座っていたらどうなると思いますか？　あなたの脳の中には何千ものニューロンの結合が生まれ、そこでは優先的にある情報が保存されます。つまり不安です！　今までどれほど苦しんできたか、不安症を克服することがどれほど難しいか、家族やキャリアがそのためにどれほど大きな被害を被ってきたかという話を、あなたは何度も何度も聞かされるのです。

そういうグループセラピーであなたが学ぶことができる唯一のものは、不安なのは自分だけではないということだけです。なぜなら、初めにお話ししたように、ドイツでは今、1200万人もの人が不安症に苦しんでいるからです。おまけにそのうちの200万人を超す人たちは何度もぶり返すパニック発作と闘わなければなりません。人間の脳の働きがはっきりわかった今、グループセラピーは不安症の患者には意味がありません。2、3人で集まって、こんな話をするわけではないでしょう。

「ほら、勇気を出して！　不安を追っ払うのなんか、すごく簡単でしたよ。間違った思い込みを変えるテクニックを見つけたんです。それどころかわたしは今のほうが調子が良いんですよ」

グループセラピーでこういう人に出会うことはありません。たとえそれが本当に新しいタイプのセラピーだったとしても。それより、むしろここは、自分の不安をどうしていいかわからない人が、同じように途方に暮れている人としゃべる場所なのです。

何かを知りたいとき、わたしならよくわかっている人に尋ねます。あなただって料理のできないことで知られている女友達にレシピを尋ねようとは思わないでしょう。

それより料理上手と評判の人に尋ねるはずです。不安症も同じです。わたしなら、不安を克服した人たちのところへ行って、どうやって乗り越えたのかと尋ねるでしょう。

(4) 気をそらす

不安やパニックから短期間逃れるために、最もよく知られており、かつよく使われるのは、「気をそらす」方法です。不安性の極めて初期なら、このテクニックは確かに文句なく役に立ちます。けれどもいささか病歴が長くなった人には決定的な短所があります。次の発作をいくらか遅らせるだけで、なくせるわけではないからです。

何で気をそらそうと、それは関係ありません。何かの模様や木の葉を見つめる、数を数える、通りの名前を言う、女友達と電話でしゃべるなど、何でもかまいません。ただ、やめるとすぐに不安は隙を見て新たに襲ってきます。

この方法はブーメランにたとえられます。ブーメランは確かにちょっとの間はいなくなりますが、数メートル行った後、向きを変え、うっかりしていると頭にぶつかります。もうかなり長い間、あなたがパニックのときに気をそらしていただけだったら、前と同じようにパニック発作に襲われていたことでしょう。

ブーメランを50回投げて、その結果50回頭に当たったとします。それでできたこぶがこの方法の目に見える結果です。ですから本当の意味で満足のいくものではありません。どんどん大きくなるこのこぶは、予期不安、つまり不安に対する不安です。不安の本当の原因を探ろうとせず、ただ気をそらすことを続けていればいるほど、これは大きくなります。

パニック発作を起こしているのは、また起きたらどうしようと絶えずおびえている自分自身だということを、今のあなたはご存じでしょう。どうか起きませんようにと思っていれば、まず間違いなくパニック発作が起きます。ですから、気をそらしても短期間発作を遅らせるだけで、決して問題の解決にはなりません。

けれども、もしこの不安を追い出すのではなく、反対にしっかりつかまえていたらどうなるでしょうか。つかまえられているものは、少なくともあなたを襲うことはできません。それどころか、あなたはこの不安を意識的に変えることができるのです。

こんなふうに言われたことはありませんか。

「不安を受け入れなさい」

けれども残念ながら、まさしくこのセンテンスこそ、何十年もの間、多くの不安症の患者だけでなく、セラピストにも誤って解釈されてきたものなのです。ここで言っているのは、犠牲者になって耐え忍ぶということではありません。その反対です。不安を引き起こすメカニズムを積極的に変えること、そして不安とはつまるところ、単にわたしたちの無意識が親切心から起こした結果にすぎないことを理解することなのです。

したがって、最初の、そして重要な一歩は、自分にこう言い聞かせることです――思い切って何かを変えなければだめなんだ。そうすれば、無意識は警告をやめる。

「不安を受け入れる」とは、常に適切な忠告を受け入れて変えるべき何かに対して行動を起こすという意味なのです。

3　セラピーを成功させるには

不安症には、わたしたちが自分で変えることのできる領域が2つあり、それらはお互いに補い合っています。ひとつは生活環境を変えること。それがパートナーとの関係であろうと、仕事や社会的な環境、あるいは薬やドラッグを飲むことであろうと関係なく、変えるべきものを変えると無意識は警告をやめます。そのために必要な勇気が得られるように、その前にテンセンテンス法で脳を前向きに活気づけておくと良いでしょう。この方法については後で説明します。

もうひとつは、不安と向き合うことです。不安に苦しんできた期間が長ければ、その分だけ不安やそれに伴う身体反応をもたらす脳の自動的な作用は強化されます。つまり、たとえ何の危険もないとわかっていても、ある状況では必ず不安になるように条件づけられてしまうのです。

不安のこの連鎖反応は、ドミノゲームにたとえられます。ご存知のように、ドミノでは最初のひとつを倒せば他も次々と倒れていきます。けれどもある場所でひとつを抜き取って連鎖を中断させると、まさにそこで進行が止まります。心理学ではこれを「パターン・インタラプト」と呼んでいます。

けれども、そのためにはまず、それがパターンであることを認識しなければなりません。もしいつも気をそらしていたら、どうやって自分のパターンに気づくことができるのでしょうか。不安を起こす考えや頭の中の映像、身体反応を注意深く見つめることによってのみ、パターンがわかり、この連鎖反応を断ち切ることができる場所が見つかります。

この数年間でわたしは広範囲に及ぶ不安のパターンを12以上特定することができま

した。これらのパターンのそれぞれに固有のパターン・インタラプトがあります。視覚が優れている人の場合は、不安はしばしば頭の中のものすごく速い映像によって誘発されます。倒れていたり逃げることができない状況にいたりする自分の姿を思い浮かべる人もいますし、自動車事故にあったり、飛行機の中で気を失ったりしている場面を見る人もいます。映像による不安は、その映像がとても速いという共通のパターンを示します。まさしくこれが視覚によって生まれた不安のもつ弱点なのです。

映画館に行ったことはありますか？　殺人者がナイフを抜いて茂みに潜んでおり、突然飛び上がったかと思うと目にもとまらない早業で犠牲者に向かって突進する、そんな映画を見たことは？　その時ビクっとしない人がいるでしょうか？　けれどもこれらすべては殺人者がすばやく飛び上がるからこそです。場面全体がものすごくゆっくりと進んでいったら、いわゆるスローモーションだったら、怖がる人はいないでしょう。映画は退屈になり、たいていの客は遅くとも5分後には映画館から出て行ってしまうに違いありません。

このように映像によって引き起こされた不安には、決定的な弱点があります。その映像がすばやく進むときだけに効果があるからです。とはいえ、不安をすぐにそして確実に止めることのできるセラピーを、ここからどうやって生み出すことができたのでしょうか？　これについては、第5章で詳しくお話しします。それから多くの患者さんがすでに自分の不安に永遠に別れを告げることのできた、素晴らしいテクニックとパターン・インタラプトについて説明します。

ここでひとこと。不安もそれに伴う身体的な症状も、そのほとんどがあなたに急いで何かを変えさせようとする心の声の警告にすぎないことをどうかお忘れなく。

さてこの新しいテクニックを使う前に、心の声が警告をしたわけを確かめなければなりません。さもないと失敗します。これはちょうど家が火事になったときに警報機のスイッチを切るだけで、火事そのものを消さなかったというようなものです。この場合、火を消すというのは、脳を再編成して不安に向かうニューロンの情報ハイウェイの入口をふさぐことです。

けれどもこれはもともと自分で作ったものですから、症状を止めるテクニックの他に、より良い高速道路を作るための計画が必要です。これを今からあなたにお知らせしましょう。

4　テンセンテンス法で脳を新たにプログラムする

不安とパニックから永遠に別れるための一番てっとり早い方法は、二重の戦略です。適切なパターン・インタラプトを使って不安を迅速に止めるのがひとつ。もうひとつはニューロンの新しい結合を作ることです。こうして芽生えようとする不安を防ぐのです。このためのメンタルトレーニングをテンセンテンス法といいます。10のセンテンスを使うからです。この方法の基本的な考えは、ごく簡単な問いかけに基づいています。

あなたにとって本当に素晴らしい人生とはどういうものですか？

患者さんにこう質問すると、多くの場合、こんな答えしか返ってきません――パニックのない人生。それ以上思いつかないのです。ところが、避けたいものは何かを尋ねると、いくつでも答えが返ってきます。

このテストを一度やってみてください。できればここで3分の時間をとって、今のあなたの人生でいやだと思っていることをすべて数え上げてください。それから再び3分とって、あなたにとって素晴らしい人生とはどんなものかを書いてください。そのとき大事なことは、もっぱらポジティブに表現することです。

最初の課題は比較的楽にこなす人が多い一方で、２つ目のほうはそう簡単ではないようです。これは、不安症の人の脳が、ポジティブな方向よりネガティブな方向へ結合されていることのさらなる証拠です。けれども心配はいりません。あなたがすでに何年間もネガティブ思考だったとしても、それを変えるために何年間もレッスンする必要はないのです。

最新の脳研究によるテクニックのおかげで、これまで考えていたよりもはるかに速く脳をプログラムし直すことができます。このテクニックはテンセンテンス法の基本的な要素です。およそ20分、毎日レッスンすれば、３週間後には今よりもはるかに気分が良くなります。

すでにお話ししたように、この方法は極めて根本的な問題を扱っています――あなたにとって本当に素晴らしい人生とはどういうものですか？

これをテーマに10のセンテンスを紙に書いてください。けれどもいきなり書き始めないで5つのルールに注意してください。なんといっても、あなたがこれからしようとしているのは、単にポジティブに考えることよりもはるかに大きなことだからです。なにしろ、脳を再編成しようというのですから。そのためにはどういうルールと法則に従って脳が働いているのか、注意する必要があります。

考えることは聴力によるプロセスです。なぜなら、考えるときにわたしたちは頭の中で自分の声を聞いているからです。今までそれを意識していなかったのなら、今すぐに確かめてみてください。そのとき次のようなセンテンスを5回続けて考えます。

「もうすぐ元気になれると思うと、今から楽しみだ！」（先に読み進める前に頭の中で5回繰り返してください）

どうでしょう、自分の声で聞いたのがわかりましたか？　それから、ほんのちょっと元気になったように感じませんでしたか？　わたしたちが頭の中で自分に語りかけたことはすぐに感情に影響を及ぼします。それが口に出されたものであろうとただ頭の中でだけであろうと、言葉はコンピュータのOSと同じ働きをします。他のすべてを形作っているベースなのです。事実、ひとつひとつの言葉は、あなたがおそらく今思っているよりもずっと重みがあります。まさにこれが、後でお知らせする方法がいかに効果があるかという大きな理由です。
次に脳をプログラムし直すための簡単な規則を5つご紹介します。これらの規則をマスターすれば、あなたの人生は驚くほど速くポジティブな方向へと変わります。それは、昔ながらの療法を用いているセラピストにとっては、今日なお不可能に思えるほどの速さです。

□規則1　否定を含まない

何かを否定する要素を含んではいけません。たとえば、「不安のない」とか「心配せずに」とかいうのがそうです。どうしてこれがいけないのでしょうか？　そのわけは、脳は否定形ではものを考えられないからです。ここでちょっとしたテストをやってみましょう。

「自転車に乗っている熊を絶対に思い浮かべないでください。この熊は黒っぽいサングラスもかけていませんし、黄色いリュックサックも背負っていません」

どうですか、できましたか？　もちろんできませんね。「考えないことを考える」ことはできないのです。何かを考えてはいけないという情報を処理するために、脳はまずそれを考えてから、何らかの方法で結合します。つまり、「わたしはパニック発作を望まない」と言うたびに、パニックという情報が頭の中でさらに強く結合され、いっそうパニックを感じやすくなるのです。

後で、わたしは小さなテストをするように何度も勧めています。わたしの言うことをそのまま鵜呑みにしていただきたくないからです。どうぞ批判の目を持ってわたしの主張を検証してください。

おそらくもう長い間、あなたは自称専門家やアドバイザーの言うことを信用し、その結果、不安から逃れられなかったことでしょう。ですからもう一度自分の人生に対して責任をとることができるよう、わたしはあなたを勇気づけたいのです。

まったく個人的な不安のメカニズムを学び、それによって自分についてもっとよく知ってください。そうすれば、自分の言葉で毎日自らをプログラムしていると感じられるようになります。この自己プログラミングはあなたの人生全般に影響を及ぼします。ですから、ここに記したテクニックを使うことで、単に不安が安心に変わるだけでなく、いろいろなことがずっとうまくいくようになるのです。

□規則2　すべてをポジティブに

規則1を考えれば当然こうなりますね。「わたしはもう不安を感じたくない」と言う代わりにこれからはこう言ってください。

わたしは勇敢で自信がある。

「わたしはもう不安を感じたくない」と言うと、脳はいやおうなしにあなたが怖がっていた場面を思い出しますが、「わたしは勇敢で自信がある」と言えば、勇気と自信があったときあなたのデータを探すからです。

ただし、隠された否定形を使わないようにしてください。たとえば「束縛をまぬがれる」とか「借金とはさよなら」など。これはネガティブな言葉である束縛とか借金などを含んでいるだけでなく、その裏に「何々のない」という否定のニュアンスを含んでいるからです。代わりに、「今わたしは心から自由を味わっている」「わたしは自分が必要とするものを手に入れるだけの十分なお金がある」と言いましょう。同じように、一見ポジティブに見える「緊張がほぐれる」というような言葉の裏にも否定は潜んでいます。それよりも「ゆったりと」とか「心楽しい」という言葉を使いましょう。

ひょっとするとあなたは今こんなことを考えているかもしれません。

考え方を変えるだけで、どうしていろんなことが変わるんだろう。たとえば急にお金が入ったりするんだろうか？

これは非常によくされる質問なので、簡単に説明しましょう。つまり、今までとは違う考え方をすることによって、脳の他の能力を刺戟《しげき》するからです。これまでは多くのエネルギーと時間を、人生はどうしてこんなに厳しいのかと考えることに費やしてきました。その同じエネルギーと時間を、もっと生きやすい人生を見つけることに使ったら、他の目標にもずっと早く到達できるのです。

こんなふうに言うと、非常に哲学的な感じがするかもしれません。けれどもこれは科学的に説明できるのです。無意識は1秒間に8万以上の情報を処理できることがわかっています。これは毎朝出動命令を待っている8万人の助手にたとえることができます。

あなたの個人的な成功や自立した人生を邪魔しているものを探すようにこれからも毎朝命じていれば、この8万人の助手たちは必ずそれを見つけ出すでしょう。でも、もしその代わりに人生を楽しく心地よいものにできる方法を探させたら、あなたの人生はどうなると思いますか？

□規則3　現在形で

最新の脳研究によって、わたしたちが何かを体験すると、脳が非常に多くのシナプスを作ることがわかっています。けれども、何かを集中的にイメージするだけで、ほとんどそれと同じくらい多くのニューロンが連結する事実は、はるかに興味深いものです。つまり、目標にしていることを、すでにできているかのようにイメージすると、実際に実現しやすくなるのです。また、回数を重ねると、それだけ効果も大きくなります。

この方法はプロスポーツの世界ではすでに何年も前から成功を収めており、メンタルトレーニングの基本です。

たとえば、フィギュアスケートの選手が新しい複雑な技を覚えるとき、トレーナーは、この一部始終を繰り返し繰り返し頭の中でイメージするようにいいます。この際一番重要なのは、目標にしていることがすでに実際にできているとイメージすることです。いくつもの研究が示しているように、メンタルトレーニングを加えることで、身体のトレーニングだけのときより最高で40%も速く目標を達成できるのです。

スポーツですでにこんなに効果があるのですから、この戦略を応用しない手はありません。たとえ実現するにはまだ何年もかかると思っても、10のセンテンスをもっぱら現在形で書いてください。この場合、テーマは心身の健康だけでなく、脳をもう一度速やかにポジティブな方向へ向けるものなら、何でもいいのです。たとえば、「モルディブで優雅なバカンスを過ごす」「わたしには素晴らしいパートナーがいる」などなど。

□規則4　具体的に

自分の望む人生に対するイメージがはっきりしたら、できるだけ具体的に書きます。そうすれば、脳は必要なニューロンの回路をその分速く作ることができます。ただし、広い範囲のネットワークを作るためには、一般的な表現、たとえば「わたしは元気、あるいは幸せ」では、情報が足りません。その際、まず不安のせいで日常的に避けているることを中心に取りあげます。かなり前から車を運転していないのなら、こんなふうに。

わたしは気ままにドライブするのが好き。

次にいくつか例を挙げておきます。

○毎朝元気に目が覚め、今日は何をしようかと張り切っている。

○新しい仕事が気にいっていて仲間といるのが楽しい。毎日自分が評価されていると感じられて幸せだ。

○カッコいい車を運転しているので、毎日気分がいい。

○友達のために料理をして家に招くのを楽しんでいる。

○自分を大切な友達のように扱っている。自分との対話も楽しいし、美味しいものも食べている。周りにいるのは気持ちのいい人々だけだ。

○週に2回スポーツをしているので、とても身体の調子が良い。

○人と一緒にいるのが好きだ。誰に対しても感じよく微笑める。おかげでポジティブなエネルギーがもらえる。

○古い友達も新しい友達も大切にしている。感じの良い、面白い人々が周りにたくさんいることを毎日幸せに思っている。

○いろいろな楽しい活動（ここに具体的な例を入れる）をしているせいか、豊かな人生だと感じる。毎週、行動範囲が広がっていくのがうれしい。

○人生をもっと生きやすく、楽しいものにする情報だけを集めている。

○趣味を仕事にすることができた（それが何かを具体的に入れる）。こんなに楽しめることでお金を稼げるなんて幸せだ。

□規則5　自力で到達できることを

だからといって「現実的な」目標を書かなければならないわけではありません。いや、その反対です。目標が高ければ高いほど、手が届きやすくなるのです。こういうと矛盾しているように思われるかもしれません。けれどもこれは神経科学的に、きちんと説明できるのです。

自力で到達できるという意味は、目標を達成するうえで他の人がそのカギを握っていてはいけないということです。毎日何をするか、人生の多くの時間を誰と過ごすのかを決めるのは、ただあなただけなのですから。もちろん、すでに素晴らしいパートナーや上司を見つけた人は、その人たちをこのレッスンに登場させて構いません。

実際には初めてのカウンセリングのとき、労働条件がいかにひどいか、どんなに心ない上司の下で働いているかを訴える人が少なくありません。

わたしの質問はこうです。

「心ない上司のためにずっと働くことを決めたのは誰ですか。もっと良い仕事を探そうとしなかったのは？」

すると小さな声が返ってきます。

「……わたし、ですか？」

第3章のドリスを覚えておいでですね？　何年もの間、ドリスはもっと良い仕事を見つけるのは簡単ではないと自分に言い聞かせてきました。このネガティブな言葉を頭の中で繰り返しているうちに状況は悪くなりました。けれどもいったん考えを変えてみたら、2週間もしないうちにもっと良い仕事が見つかったのです。

ドリスの例を手がかりに、規則5をもっとよく見てみましょう。たとえば、あなたはもう何年間も感じの悪い上司のために不愉快な思いをしているのに、こう書いたとします。

「今の職場はとても雰囲気がいい」

これは「ポジティブ」の意味を誤解した典型的な例です。これでは効き目がありません。**自力でどうにかできるものではない**からです。この場合変わらなければならないのは上司です。上司にとって大事なのは、最大限に働いてもらって最少の給料を払うことでしょう。こういう考え方を通して生まれるのは、依存と無力といった不愉快な感情だけです。

それに対して、自力で到達できる目標とは次のような表現です。

わたしは良い仕事に就いていて、能力がきちんと評価され、ふさわしい給料をもらっている。

あなたの能力とはどんなもので、その能力が発揮できる仕事とは何かについて考えることができるのはあなたひとりです。それがわかって初めて8万人の助手が出動できるのです。今ややりがいのある命令を得た脳は、あなたにふさわしい仕事を見つけるチャンスを逃すまいと、意識下でせっせと働きます。

不安症の患者さんの多くは、**望まないもの**については非常によく知っています。批判ばかりする上司、少ない収入、退屈で面白くない仕事。けれども実はこうすることで望まないものを探す命令を脳に与えてしまっているのです。ですから、こういう人は、たいてい今とほとんど変わらない仕事しか見つかりません。

ところで、この法則は人間関係にも当てはまります。望まないものについてばかり考えていると、まさに望ましくないタイプの人々との出会いが増えるでしょう。

5　5つのチャンネルテクニック

10のセンテンスを書き終えたら、できるだけ早く脳の新たなネットワークを作ることが大切です。そのためにちょっとした脳科学のトリックを使ってみましょう。わたしはこれを精神的な健康のためのターボチャージャーと呼んでいます。毎日20分、10のセンテンスのうちひとつを頭に思い浮かべます。その際、代わる代わる5つの感覚を集中させます。

見る、聞く、感じる、匂いを嗅ぐ、味わう、これらを交互に行います。できるだけ混ぜずに、別々に。この方法は、ある程度訓練を要しますが、患者さんの大半は1週間足らずで暮らしの一部にしています。どのように進めるのかについて、具体的な例を手がかりにごく簡単に説明しましょう。たとえば、こんなセンテンスです。

パートナーととてもうまくいっていて、こんなに思いやりがあって愛すべき人と一緒に過ごすことができることを、毎朝感謝して過ごしている。

ここで重要な注意をひとつ。もしあなたが現在のパートナーとは決してこのような状況にはならないことがわかっているなら、「まだ」出会っていない想像上の相手にしてください。具体的な人を思い浮かべてしまうと、規則5にあるように自分の力ではどうにもならないものになってしまうからです。今必要なのはただ、理想的なパートナーの人柄であって、具体的な人物ではありません。

中でも特に大切なのは、理想的なパートナーと一緒に過ごす具体的な状況を選ぶことです。素晴らしい日曜日の朝食でもいいし、森の散歩でも、ロマンチックな愛の夜でも、映画を見てからお気に入りのレストランに行くというのでもいいのです。

これからの数週間、このレッスンをしながら、幸せなパートナーシップにふさわしい状況を繰り返し新たに選んでください。ただし、ここでもポジティブに表現するように。きちんと喧嘩ができるのも良い人間関係の一部だという人も、中にはいるかもしれません。けれども「喧嘩」という言葉自体、ネガティブなのでタブーです。それに多くの人にとっては、喧嘩の技術がどうのという以前に、そもそも2人きりの幸せな時間が不足しているのですから。

一緒に映画に行く場面を例にとって、視覚だけを上手に切り離す方法を説明しましょう。けれどもその前に大切なことを。中にはこんなことを思った方もいるのではありませんか？

「映画に行く？　それこそができないことなのに」

映画に行かれなくなったのは、単にパニック発作が起きるかもしれないという恐れのせいだということを思い出してください。満員の映画館でパニックになったあなたが、出ようとしてもなかなか出られない映像を脳は頭の中で作り出します。映画の最中に座席の間をすり抜けて出ようとするあなたを人々が眉をひそめて見ている場面も。ひょっとすると、他のお客のいまいましげな声も聞こえてくるかもしれません。

今のところはまだ、あなたの脳にとってはたったひとつのポジティブな考えより、たくさんあるネガティブな映像や音を呼び出すほうが、はるかに楽なのです。けれどもそれもまもなく終わります。なぜなら、これから登場するレッスンはまさにそのためのものだからです。その際、大切なのは不安にかられながらも映画館に行こうと頑張ることではなく、安心できる環境で、ネガティブな考えの代わりにポジティブな考えを自動的に生み出す方法を脳に教えてやることです。

何週間か集中的にこれを続けていると、あなたが絶対無理だと思っていることが楽にできるようになるでしょう。今はまだ信じることができなくてもかまいません。それでも次に記すトレーニングをしっかりやれば、できることが必ず増えていきます。

静かな場所でゆったりと座り、5つの感覚チャンネルを順番に研ぎ澄ませます。できれば紙に書かずに頭の中だけで。これは新しい考え方を訓練するものだからです。もちろん、まだ十分集中できない人は、最初のうちは紙と鉛筆を使ってもかまいませんが、いずれ考えることを中心にしてください。

先の例を手がかりに、5つのチャンネルテクニックを使ってテンセンテンス法を行ないます。愛する人と一緒にあなたの選んだ映画館に行く場面をイメージし、まず視覚のチャンネル、つまり**見ること**だけに神経を集中してください。ゆっくり時間をとりましょう。大切なのは早いことではなく、その時々のチャンネルにできるだけ深く浸ることなのです。

理想的な人がまだ現れていなくてもかまいません。その場合は、夢中になれる人をイメージしましょう。

この状況で思いつくあらゆる美しい映像をしっかりと見つめたら、今度は聴覚のチャンネル、つまり**聞くこと**に移ります。愛する人と一緒のすてきな映画の夕べを過ごしているときに何が聞こえますか？　落ち着いてじっくり考えてください。その次は**感じること**、それから**匂いを嗅ぐこと**、最後に**味わうこと**。

最後の２つのチャンネルは、脳の非常に古い領域を使っているため、脳をプログラムし直す際、大きな力があります。ですからここまで読んで早々とあきらめてはいけません。おまけにすべての不安のおよそ99％は、最初の３つのチャンネルのどれかで生まれるため、この２つ、嗅覚と味覚はほとんどの場合、不安のネットワークの影響を受けていません。そのため、脳をポジティブにプログラムする際にとても効果があるのです。

□「映画館のロマンチックな夜」

具体的な例で説明しましょう。細部についてはあなたの好みに合わせてください。たとえば、コーラが好きでない人は、何かほかの好きな飲み物に。

これからあなたが憧れている場面を頭の中で思い描いてニューロンと連結します。不安になる行為のほうはすでに完全にコントロールできています。ですから、たとえばコーヒーが大好きなのに不安症のためにそれを断っているなら、頭の中だとはいえ、今が再び飲み始める絶好の機会です。また、こういう細部の事柄をただ自分に言い聞かせるだけではなく、頭の中でできるだけ深く体験することが大切です。

見る――映画館のホールと、すでに広告が映っている大きなスクリーンが見える。飲み物とポップコーンを持った人々がいる。わたしのポップコーンのカップと冷たいコーラも見える。ワクワクしながら上映を待っているパートナーの姿も。そっとわたしの手を握る様子と素晴らしい微笑も。映画が始まり、大好きな俳優が現れる……。

聞く――映画の中の会話や音楽、観客の笑い声が聞こえる。ポップコーンの袋のかすかな音や身じろぎしたときの椅子の小さな音が聞こえる。パートナーが耳元でささやく愉快なコメントも、こんなに素敵な人がそばにいて、とっても幸せだという、わたしの心の中のつぶやきも聞こえる。ポップコーンをかむときのキシキシいう音がする……。

感じる――椅子は座り心地がいい。心地よい暖かい空気が肌に触れる。パートナーの柔らかな手も。コーラの瓶は冷たい。口の中のポップコーンの感触。映画が始まるとスリルを感じる。したいことを再びしている幸福感でじんとする。ひと口飲むたびに爽やかになる冷たいコーラ。

匂いを嗅ぐ ―― ホールの匂いを嗅ぐ。パートナーの香水の匂いがする。炒りたてのポップコーンはいい匂いだ。コーラは……。

味わう ―― ポップコーンとコーラを味わう。パートナーの優しいキスも。

ひょっとするとあなたは、考え方を変えることがいかに大きな力をもつものか、すでに気づいているかもしれませんね。頭の中でその状況を経験するときに細かな状況をたくさん思いつけば、それだけ早く心安らかな人生に戻れます。なぜなら、このレッスンによって脳はふだんの1万倍も速くニューロンを結合するからです。「恋人と映画館でロマンチックな夜を過ごしている」というセンテンスで生まれるのはわずかなシナプスにすぎませんが、チャンネルを切り離すことで、脳は5つの異なった領域を活性化しなければならないからです。

ひとつのチャンネルから次のチャンネルへ移るとすぐに、これらの領域はお互いにデータを交換しなければなりません。見ただけだったものを、聞き、感じ、匂いを嗅ぎ、味わおうとしているのですから。ニューロンは、こうして何度も何度も繰り返し一緒に発火（興奮）させられ、それがまたシナプスを通じてお互いに結合されます。「見る」に20の細目があるとしましょう。次に「聞く」と「感じる」にも20ずつ。それから「匂いを嗅ぐ」で10、「味わうこと」で5。そうなるとあなたの脳は20×20×20×10×5のシナプスの結合を作り出すことで手一杯です。

計算が終わりましたか？　このレッスンを真面目にやると、20分以内にシナプスを40万個まで作り出すことになります。しかもこれらのシナプスはたったひとつの情報しか知りません——心から愛する人と一緒に、たびたび映画館に行く。

5つのチャンネルテクニックと組み合わせてテンセンテンス法を数日続けると、ひとつひとつのチャンネルにとどまっているのは楽ではないことに気づくでしょう。「わたしはひとりで散歩するのが好きだ」というセンテンスの場合、「匂いを嗅ぐ」のレッスンをしているときには、芝刈りで刈られたばかりの草のみずみずしい匂いが自然に頭に浮かぶかもしれません。

それから脳は、さらに視覚のチャンネルに飛んで、刈り取られた草原と芝刈り機を手にしたお隣さんの姿を付け加えずにはいられません。聴覚のチャンネルでもまったく自動的にこの芝刈り機の音の記憶を呼び起こし、その結果新たなネットワークが生まれます。

このように何度もあちこちのチャンネルに飛ぶこと自体はまったく悪いことではありません。さらに多くのポジティブなネットワークが作られるからです。ただ、忘れてはならないのは、そのあとで元のチャンネルに戻ること、そして不安が完全になくなったらすぐ、克服すべき次の対象を探すことです。

「味わう」のレッスンをするときには、「見る」のときにすでに食べたり飲んだりする状況を組み入れておくといいでしょう。あなたがようやく望んでいた仕事につけたとしましょう。そうすると、たとえば新しい親切な同僚との昼休みの場面が現れるかもしれません。

初めのうちはちょっと難しいと感じる人もいるかもしれませんが、心配はいりません。なんといってもまったく新しい方法で脳を使うことを学んでいるのですから。新しいことを学ぶときはいつもそうですが、ここでも「名人も練習次第」なのです。

ワークショップをやっていくうち、長いこと悩んできた不安症の患者さんにとって、レッスンやテクニックを映像で見るととても役立つことがわかりました。

６　早く目標を達成するには

テンセンテンス法は、５つのチャンネルテクニックと組み合わせると非常に早く効果が現れます。わたしのカウンセリングルームでは、これまで10人のうち９人の患者さんが、１週間足らずで発作の回数や激しさが60％から70％減ったと報告しています。寝る直前にレッスンをした人たちの場合は、その効果はもっと顕著でした。これについては医学的に説明できます。眠っている間にわたしたちはさまざまな睡眠段階を経験します。およそ４回から６回、深い眠りと浅い眠り（レム睡眠とも言われる）を交互に体験します。

レム睡眠の間に、脳は昼間体験したことを復習して処理します。寝る直前にわたしたちが経験して保存した事柄は、レム睡眠の間に優先的に処理されます。こうして、レッスンによってわたしたちが意識的に手に入れた40万ものポジティブなニューロンの連結が夜のうちに１２０万まで増えるのです。

脳細胞がこんなに速く構造的に変わることは、もちろん他にも影響を及ぼします。10人の患者さんのうち８人は、３日目の夜から夢が大きく変わったと報告しています。

また、10人のうち2人は、何日か頭にかすかな圧迫感を感じるといいますが、これはまったく無害なものでまもなく消えてしまいます。

特別に敏感な人たちの場合は、どうやら脳がすごい速さでネットワークを結ぶのを感じるようです。およそ1週間後には満足感が高まり、これといった理由もないのに気分が良いことが多くなります。

無論、前と同じように不安や不満を感じる時期はあります。けれどもこれもどんどん短くなり、弱くなるのです。

このレッスンを毎日きちんと続けると、およそ3週間後に、脳は繰り返し現れるパターンを認識し、自動化された行動パターンの情報を大脳ではなく小脳で保存します。このときから、それまで不安とパニックが支配していた場所に、ほかでもない喜びや安心感が自動化されるのです。

メンタルトレーニングを6週間続けた患者さんたちのおよそ7割が、不安がなくなったと報告しました。夜寝る前にトレーニングをした人々がこのグループの大半を占めています。残りの30％のうち25％の人は、さらに3週間から6週間続けたところ、パニック発作や絶え間ない予期不安に苦しむことがなくなりました。

これまで見てきた限り、いまだにその状態は変わりません。再発率は5％以下です。

再発の原因は、セカンダリーゲイン（1章4）、あるいはレッスンをあまりに早くやめてしまったかのどちらかです。

手に入れたいものが、美しく引きしまったスタイルであろうと、喜びや安心感を感じられる脳であろうと、そのための手段はあります。たとえば若い男性が2年間、週に何度も筋力トレーニングをしたら、必ずや堂々たる体格になるでしょう。けれども、結果に満足してトレーニングをやめてしまったら、せっかく苦労して手に入れた筋肉も数カ月以内に再び失われてしまうでしょう。こういうトレーニングをする人は誰でも知っていますが、筋肉を維持するためには、少なくとも週に2回から3回トレーニングを続ける必要があります。

幸せや安心感を感じるように脳をトレーニングした場合も、よく似た法則が当てはまります。違いはトレーニングによって手に入れるものが、筋肉かそれともシナプスの結合か、というだけです。ここでもやはり、具合が良くなってもトレーニングをやめないことが大事です。

たとえ数カ月前から調子が良くなっていても、テンセンテンス法を少なくとも毎晩5分、あるいは1週間に3回なら、1回に15分続けてください。このとき、かなり前から飲んでいた薬を少しずつ減らしている最中なら、これは特に重要です。というのは、あなたにこの向精神薬をやめさせるために、脳は今あらゆる支えを必要としているからです。

ところで筋肉作りと似ていることがもうひとつあります。熱心に筋力トレーニングをする人は、成長のプロセスを停滞させないため、規則的な間隔をおいて重量を増やしていきます。同じようにあなたも、10あるセンテンスのうちのひとつが実現したら、やはり実現したいと思っている他のセンテンスと取り替えてください。そしてすでに実現したことを「成功日記」に書き込みます。この日記はあなたが今想像しているよりも、ずっと早く埋まっていくでしょう。

ここでもうひとつ、このレッスンの進め方について重要な注意があります。それは10のセンテンスの中から毎晩違うものを選ぶことです。10日後にひと通り終わったら再び初めに戻ります。

レッスンしながら寝込んでしまいそうだという人は、寝る前の歯磨きの直前にやりましょう。また、ひとつのセンテンスを2日かけてやってもかまいません。その場合には1周するのに20日かかります。そして1日ごとに順番を逆にします。つまり味わう、匂いを嗅ぐ、感じる、聞く、見るの順になります。そうすると脳は理想的なネットワークを作るので、レッスンの効果も早く出ます。

テンセンテンス法を毎晩続けていると、他にもプラスの効果があったという報告を多くの患者さんから受けています。それまで寝つきの悪かった人は、すんなり寝入ることができるようになり、夜中に目が覚めることも次第に少なくなったと言っています。

テンセンテンス法にも次のような法則が当てはまります——やればやるほど良い。もしよかったら、レッスンを昼間も繰り返してください。すでに前の章でお話ししたように、ときにはそれぞれのチャンネルを文章にしてレッスンしてもかまいません。なかなか集中できない場合は、こうすれば最初のうちは非常にやりやすいでしょう。

けれども、このレッスンをただ文章にする「だけ」ではだめです。これは絶対に守ってください。あくまでも目的は、日々の暮らしに新たな考え方を組み入れることなのですから。それはそうと、長くレッスンすればその分だけ集中力も増します。集中力も自動的に一緒に訓練されるからです。

まとめ

テンセンテンス法で不安は消える

◆どんな人生を望んでいるか、それについて10のセンテンスを書く。

◆次の規則を守る。否定形を使わず、ひたすらポジティブに、現在形で、具体的に、そして自力で到達できる目標を。

◆毎晩違うセンテンスを頭に浮かべてよく考え、そのとき5つのチャンネルテクニックを使う。初めのうちは文章にしてもいいが、だんだんと頭の中だけで考えるようにする。

◆10日後に再び最初から始め、ひとつのセンテンスが現実になるまでそのまま続ける。現実になったら新しい目標と取り替える。

◆それぞれのセンテンスに、匂いを嗅いだり味わったりする状況を組み込む。

そうすることでニューロンの成長を促すことができ、また回復も早まる。

◆センテンスを自分に言い聞かせるのではなく、ひとつひとつの状況を頭の中で具体的に体験する。

◆再び調子が良くなったからといってすぐにトレーニングをやめない。維持のためのトレーニングを続けて、再発を防ぐ。

◆文章を書くにあたって、今すぐ簡単にできそうなものは選ばない。これではニューロンのもつ成長能力を刺激できないからだ。今まで実現できなかった、あるいは今でも避けている状況を選んで、あたかもすでに楽しんでいるかのように書く。

第5章 困ったときの即効テクニック

2章の「まとめ」でお話ししたペンギンを覚えておいでですか？　どうして砂漠になんか迷い込んでしまったのかと聞く人は、結局はこの哀れなペンギンを無駄に苦しめることになります。それに対して、どうしたら一番早く水のあるところに行けるかと考える人は、比較的早く助けてやることができるでしょう。

この話が意味するところは明らかです――過去をほじくり返すのはやめなさい。不安症の原因を探すより不安やパニックから自らを解放するためのテクニックに集中しましょう。

回復の邪魔をしているのは、ひょっとすると何年も前から刷り込まれている古くからの「決まり文句」かもしれません。たとえば、不安症は数週間であっさり良くなるようなものではない。あるいは、子供時代を根本的に見直さなければ、不安は決してなくならない、など。

こういう時代遅れの主張を信じている限り、革新的な新しい方法に心を開くことは難しいでしょう。けれども歴史にちょっと目を向けてみれば、偉大な発見のほとんどは、最初は相手にされなかったこと、それどころか排斥されたことがわかります。

かつて医学、あるいはセラピーの標準治療とされてきた治療法の多くは、今日もはや行なわれていません。その間にもっと優れた方法が現れたからです。新しい方法を基本的に締め出す人は、人間の歴史から何も学ばなかったのです。今日「これしかない。他のやり方はない」という立場をとる人は誰でも、この何年、何十年のうちにその誤りを正されるはずです。

今後もそれは変わることはないでしょう。ただ、「正しい」と思われていた知見が新たなものにとって代わられるスピードは、年々早くなっていく一方です。次にあげるのは、世界的な科学者であり、二度のノーベル賞受賞者であるライナス・ポーリングの有名な言葉です。

科学とは最新の知見における誤解である。

早く良くなるためには、古い思い込みを捨てなければなりません。ひょっとしてどこかのセラピーで、「不安を受け入れなさい」とか、いやそれどころか「あなたのパニックに名前をつけてあげなさい」などと勧められたかもしれません。もしそれが役に立ったのなら、どうぞそのまま続けてください。けれども、もしそうだったら、あなたは今、この本を手に取っていないでしょう。ですから、こんなことはさっさと忘れるほうがいいのです。

わけのわからない不安はいつまでたっても不愉快なままです。ですから、できるだけ早く不安に打ち勝つことです。では、どうすればいいのでしょうか？　スポーツの試合のように考えてください。敵の弱みを研究して、正確にそこをつくのです。

あなたの場合、敵とはすなわち不安です。この敵にも少なからず弱点がありますが、それがどんなものかは、主としてどの感覚チャンネルで生まれるかによります。これからご紹介する即効テクニックは、わたしが自分のカウンセリングルームで何年もの間テストし、改良したものです。これを使えば、起こりそうになった発作を、あっという間に止めることができます。ただし、その前に、いくつか簡単なテストをしてあなたの個人的な不安の最大の弱点を見つけておくことが必要です。

そのあとで「パターン・インタラプト」についてお話しします。これは脳に保存された不安の連鎖反応を断ち切るためのものです。即効性があり、やればやるほど効果が長く続きます。パターン・インタラプトの不安を抑える力は信じられないほど強いので、たった2回レッスンをしただけで、今までのどの薬やセラピーよりも効果があったと報告する患者さんが大勢います。もちろん、そのためにはこの方法をきちんと受け入れることが前提です。

頑固なペシミストで、「こんな簡単なテクニックで治るはずがない、もし、そんなに大きな効果があるなら、とっくに他のセラピーに導入されていたはずだ」と頭ごなしに言うような人は、残念ながらまさにこの発言によって心因性の作用効果をブロックしています。

一方、何か新しいものを取り入れる意欲のある人は、じきに効果的な手段を使いこなすようになり、不安やパニックから自由になれます。一度でも不安を数秒間のうちに止めることができると、ふいに襲われることを恐れなくなります。こうしているうちに次第に発作の回数が減っていき、ついにはまったく消えてしまうことになるのです。

ただし、すでに薬を飲んでいる人は、一度うまくいったからといってすぐに薬をやめないでください。あなたの脳はすでに薬に慣れてしまっているかもしれないからです。その場合、突然やめると好ましくない副作用が出る可能性があります。少なくとも具合の良い日が6週間続いたことを確かめてから、医師と話し合って薬を少しずつ減らしていきましょう。

1 不安の感覚チャンネル

わたしたちはすべての不安を5つの感覚チャンネルを使って作り出していますが、そのうちの99%は次の3つのチャンネルで生まれます——見る（視覚）、聞く（聴覚）、感じる（運動感覚や触覚、体内で感じる深部感覚）。とはいえ、これではわかりにくいので、これからは3つ目の「感じる」は、「運動感覚」としてまとめてお話しします。

視覚のチャンネルでは、不安はあなたの頭の中に一瞬現れる映像の形をとって現れます。たとえば、気絶する、事故を起こす、人前で恥をかいている場面など。たいていの場合、これらの映像は非常に速く進行します。あまりに速いので気がつかないことも珍しくありません。

ですから今後は自分が不安を作り出す様子をしっかり観察することが大事です。不安につかまるたびに、自分に問いかけてください。たった今、わたしはどんなふうに自分で不安を作り出してしまったのだろう？　きっかけになったのは一瞬の映像なのか、非常に気になっていた何かの感触なのか、それとも頭に浮かんだ言葉が原因だったのだろうか。

頭に浮かんだ考えは、聴覚を通じて不安、いやパニックさえ引き起こします。これを意識している人は多くはありません。けれども、思考とはそもそも聴覚のプロセスなのです。なぜならわたしたちがものを考えているとき、頭の中で自分の声を聞いているからです。たとえばあなたが頭の中でこんなふうに思うとしましょう。

「どうかパニック発作が起きませんように」

こう思うことは不安をひどくするだけで、決してプラスにならないことは、パニック発作を起こしたことのある人は誰でも認めるでしょう。

あなたは今、こう思っているかもしれません。

「そんなことを言われても困る。いくら考えまいと思っても頭に浮かんでしまうんだから」

もしそう思ったのなら、あなたはこの考えを自分の声で聞いたはずです。するとこれは非常に多くの力を持ってしまいます。なぜなら、その結果あなたは不安になり、それによってエネルギーを奪われるからです。

けれども幸いなことにあなたのこの考えは間違っています。わたしたちは頭に浮かぶ考えを操作できるからです。ただその方法が今まで示されなかっただけです。けれどもこの章を読めば、そのやり方がわかります。

運動感覚によって生じる不安は、ある種の身体感覚を気にすることが原因です。一度でも不安症を発症すると、身体のむず痒さやわずかな筋肉の緊張、いや、かすかな胃の痙攣さえ、再び不安発作が起きる警告に違いないと思い込みます。そして、まさにこの過剰な反応がアドレナリンとヒスタミンの分泌を促し、その結果症状はさらに強くなってしまいます。気にしなければ、これらの症状は「健康な」人々の場合のように、やってきたときと同じようにあっさり消えていきます。

運動感覚による不安で特に危険なのは、普通は無意識によって自動的にコントロールされている身体の機能にかかわるものです。たとえば、患者さんが何人か呼吸をコントロールしようとしたとしましょう。これは間違いなくトラブルになります。なぜかといえば、人類発祥以来、完全に自動的に行なわれてきたプロセスをコントロールしようとしているからです。

もしきちんと呼吸するためにいちいち考えなければならないとしたら、人間はとっくに死に絶えていたことでしょう。当然ながら、呼吸の練習ほど不安症の患者さんにとってよくないものはありません。なぜなら、身体に再び自然に息をさせることを学ぶ代わりに、本来なら無意識に行なわれることに全神経を集中するからです。

ところで、レッスンを始めたばかりの患者さんの多くは、純粋に運動感覚によって不安が生じたと主張します。その前にごく短い聴覚、あるいは視覚による誘因があることにまだ気がついていません。ひょっとするとあなたもまだ気づいていないかもしれませんが、不安症の人はいわば自分で不安を作り出しているのです。

たいていの人は何かに気を取られているときは調子が良いことに気づきます。ところが、再び不安に襲われるかもしれない、そうだとするといつなのか、と考えたとたん、最初の兆候が現れます。つまり、それについて考えて初めて次のパニック発作が起きるのです。

しかし不安の感情より先に、いつも頭の中の映像、あるいは言葉があるのです。たとえば「また不安の発作が起きないといいが」という一瞬ひらめいた考え、あるいはぐったりと床に横たわる、かつてパニックになったことのある場所からあわてて逃げるといった頭の中の映像です。

つまり、不安症の患者は、不安が起きる直前に聴覚、あるいは視覚による不愉快な状況を自分で作り出しているのです。けれども多くの人は、不安に襲われる直前にさっと頭の中をよぎったものに注意しないので、はっきり意識できるのは肉体的な反応ということになります。これには、めまいや手足のむず痒さ、胃のもたれ、チクチクする胸の痛み、動悸の激しさなどがあり、人によってその現れ方はさまざまです。

この知識は非常に重要です。というのは患者さんの多くが初めは、不安は突然起こる、そして単に肉体的な症状として現れると信じ込んでいるからです。けれども実際には、その前に不安の連鎖反応を起こした頭の中のネガティブな言葉や映像があることを理解すれば、その分だけ早くこの連鎖反応を止めることができます。

そうしているうちに、肉体的な不安はどんどん減っていき、やがて完全になくなります。この章では、これらの不愉快な症状を、簡単なレッスンですぐになくせるストップテクニックもご紹介します。

ただし、このストップテクニックだけを使うのは間違いです。それと並行して本当の原因、つまり何年にもわたってネガティブな方向へと訓練された考えをシャットアウトして初めて、本当に不安から解放されるからです。

その際間違いなく役に立つのが、ほかでもない、テンセンテンス法です。本物のパニック発作を引き起こすほどの不安を作り出せる人なら、安心感だって作り出せます。こうして一歩一歩幸せな人生へと戻ることができるのです。

完全を期するために、嗅覚や味覚によってもたらされる不安についても触れておきましょう。あらゆる不安やパニック発作のうち、嗅覚あるいは味覚によって引き起こされるものは1％以下です。たいていは事故や暴力による犯罪、悲惨な災難など、恐ろしいトラウマになる経験が原因です。そのときに体験した匂いや味は、新たなパニック発作や不安の原因となります。

この場合は本書のテクニックだけでなく、医学的な催眠状態によって嗅覚や味覚の記憶を消し去る、ないしは書き替えることが必要になるかもしれません。

2 パターン・インタラプトは秘密兵器

不安にはわたしたちの気づいていない一定のパターンがあります。このパターンを見つけるのは難しくありません。いくつかの簡単なテストで間に合います。とはいえ、不安の構造は人それぞれなので、一般的な不安のパターンがすべての人に同じ強さで現れることはありません。非常にはっきりしているものもあるでしょうし、そうでないものもあるでしょう。まず、はっきりしたパターンに注意を集中して、それに関係のあるパターン・インタラプトを訓練します。そうすれば早く目的を達成できます。

ところで、パターンを見つけ出すときに、ごく日常的な言葉が役に立つことがよくあります。多くのパターンは何百年も前から日常会話の表現の中に「潜んでいる」からです。その良い例がいわゆる「ぐるぐる思考（考えの回転木馬）」です。なぜなら頭の中がぐるぐる回っているときにちょっと気を付けてみると、誰でも回転木馬を思い浮かべるからです。

回り方にもいろいろあり、左右に回る、ワルツのように前後に回る、そのほか螺旋《らせん》のように上下に、というものもよくあります。回る方向がわかりさえすれば、繰り返しのパターンだということがはっきりします。それはいつも同じ方向に回っているからです。

次にこれが起きたときがパターン・インタラプトを試す絶好のチャンスです。まず回る方向を確かめてください。わかったら、反対に回っているとイメージします。さて、どうなるでしょうか。気持ちをすぐに集中できる人は、何秒かで回転が止まるのがわかります。それでも、初めのうちは少なくとも10秒以上は反対に回る様子をじっとイメージしてください。気持ちが静まって落ち着いてきたのがわかりますか？　多くの人にとって、これはまさに何週間、あるいは何カ月ぶりに静けさが戻ってきた魔法の一瞬なのです。

3年ほど前、知り合いの若い女性が、精神病院にいる兄のところに一緒に行ってくれないかと頼んできました。5週間前から入院しているとのことで、なんでも、考えがぐるぐる回り続けて止まらなくなり、正気を失うのではないかと恐れて自分から入院したというのです。

幼い頃から知っていたので、彼はわたしの一風変わった質問にも進んで答えてくれました。どのように回っているのか尋ねると、右回りだと手振りで説明しました。そこで次のように指示しました。

「いいかい、左に回っているとイメージしてごらん。全神経を集中して左に回っていると思い込むんだ」

彼が椅子に座ってじっと思いを凝らしている間、わたしは彼を注意深く観察していました。1分もしないうちに、彼の顔にゆっくりと微笑みが広がり、涙が頰をつたいました。そして立ち上がると、わたしをきつく抱きしめて言いました。

「止まりました。何週間ぶりだろう、こんなに頭の中が静かになったのは……」

それからは、考えが回り始めるとすぐ、彼はこのテクニックを使いました。何度もやるにしたがって効果が早く現れるようになり、しかも長く続くようになったのです。その後1週間あまりで退院することができ、それからまもなくごく普通に仕事に戻りました。

3 不安の原因を特定する

紙と鉛筆を用意してください。さしあたって不安と喜びのもととなるものを、それぞれ2つずつ見つけ出します。それから、不安を引き起こす主なチャンネルをそれぞれ別々に観察します。まず「聴覚（聞く）」、それから「視覚（見る）」、最後に「運動感覚（感じる）」です。

このうちのどれがパニックを引き起こすうえで中心になっているのかは、人によって違います。それでも3つのチャンネルすべてをしっかりと観察することが大事なのは、不安にはひとつのパターンが妨げられるとすぐに他のチャンネルに移る傾向があるからです。3つのチャンネルすべてで不安をきちんと止めることができて初めて、不安症から早く解放され、健康を維持することができるのです。

聴覚から始めましょう。パニック発作が起きる前、一番よく頭に浮かぶ考えを文章にしてメモしてください。たとえば「どうかパニックが起きませんように、そうなったら何もかもダメになる」、あるいは「あー、トンネルだ。渋滞したらどうしよう」。これらはあくまでも例ですから、発作の直前、あるいはその最中にあなたの頭に浮かぶ考えを一字一句正確に書き取ってください。

次に、誰かに言われてうれしかった言葉をメモします。大事なのは、思い出すと今でも幸せな気分になること。世界一のママとかパパとか言ったときのお子さんの声かもしれませんし、上司の誉め言葉かもしれません。ようやくチームがゴールしたときの自分の喜びの声を思い出す人もいます。

すぐにとりかかって、4つのセンテンスを書き終えてから先を読んでください。

終わりましたか？　それでは紙の上のほうに「聴覚」と書いて脇においてください。

新しい紙を手に取って、今度はあなたが特に不安やパニックを感じ、その様子をありありと思い浮かべられる状況を2つメモします。正確に言うとそれはいつのことで、どこでしたか？ 誰かそばにいましたか、それともひとりでしたか？ 何が起こったのでしょう？ そこで見たものは何ですか？ 本当に見たものでも、ただそう思っただけでもかまいません。

その際、失神して倒れたとか、車に乗っていて反対車線やガードレールに突っ込んだとかいう映像を見る人が大勢います。ほとんどの場合、これらは実際には起こっていないのですが、イメージするだけで深刻な不安を引き起こすのに十分なのです。

さて、これに加えてもうひとつメモしてください。明らかに良くないことが起きているのにパニック発作が起きなかったときのものです。ずっと前のことでもちっともかまいません。パートナーとの大喧嘩とかひどい事故、特につらかった挫折の思い出など。

さて次に対抗するポジティブな映像が必要になります。まざまざと思い浮かべることのできる幸せな場面を2つ思い出してください。初めての子供が生まれたとき、試験に受かったこと、素晴らしいバカンス、願いがが叶ったときなど。ここでは純粋にポジティブな記憶だけを取り上げてください。緊張した出産、すでに別れてしまった相手との幸せな場面、不安発作を起こしたことのあるバカンスなどではなく。

ひょっとすると初めのうちはなかなかうまくいかないかもしれません。あなたの脳は無条件にポジティブな思い出を呼び起こすことにもはや慣れていないからです。けれどももしばらくの間このテンセンテンス法を正しく続ければ、難しくなくなるでしょう。なぜなら、その頃には脳に新しいネットワークが生まれているからです。

さあすぐに始めて、すべて書き終えてから先を読んでください。


終わりましたか？　では紙に「視覚」と書いて同じように脇へおいてください。


さて、まだ終えていないのは運動感覚による不安です。新しい紙を手に取り、不安がまたしても頭をもたげたときにはっきり感じ取れる不愉快な感覚を残らず書いて、間を2行空けてください。これは後で必要になります。

ここには「動悸《どうき》がする」は書かないでください。気になるかもしれませんが、動悸が速くなるのは単にアドレナリンが放出された結果ですから、パターン・インタラプトを積極的にやればひとりでに消えていきます。そもそも、心臓が速く打つことは基本的に健康に悪くはありません。激しいスポーツをしたときや、情熱的なセックス、ハラハラドキドキするような映画を見たときにも心臓の鼓動は速くなります。けれどもスポーツは健康にいいことで知られています。なぜなら心臓は結局のところ筋肉そのものだからです。そして筋肉は、負担がかかれば強くなります。それがアドレナリンのためなのか、1000メートル競走のためなのかは、結局のところ変わりはありません。どちらの場合も心臓の筋肉を鍛えて強くするのです。

というわけで、不安の発作のときに感じられる他のすべての身体的な症状を書き留めてください。めまい、手足のむず痒さ、胸が締め付けられる感じ、あるいは喉が詰まる感じかもしれません。この感じをできるだけ正確に書き記してください。

そのとき、方向と温度に注意してください。たとえば腕にアリが這っているように感じるとします。そのアリは腕を這い上がっているのか、下りているのか。そのときの感じは熱いのか冷たいのか、メモしてください。赤とか青とかの色が思い浮かぶようなら、それも加えてください。

このとき、症状を詳しく観察すれば、それだけ発作を早く止められるようになります。胃がもたれる感じは、内側から外に向かってなのか、それとも外側から内に向かってなのか。ナイフでつつかれるようなチクチクした感じか、げんこつで打たれたような鈍い痛みか。めまいは、ぐるぐる回るのか、フラフラするのか――このときも方向を定めてください。ぐるぐる回るなら、左回りなのか右回りなのか。フラフラするなら、前後なのか、左右なのか。

実際に起きたときでないと、正確に書き記せないという人もいるでしょう。もしそうなら、それでかまいません。その場合は、紙に「運動感覚」と見出しをつけて手の届くところに置いてください。そして次に不安発作が起こったら、あなた固有の不安に潜む最後の弱点を知る良いチャンスだと思ってください。

4 不安の弱点を知る

数分間邪魔が入らないようにしてください。ゆったりと腰をおろし、聴覚の紙を手に取ります。これからご紹介するテストに、多くの患者さんが初めとても戸惑いました。そして頭の中の声にしっかりと耳を澄ますことができるまでに、それなりの時間がかかった人も中にはいました。でもたっぷり時間をとったところ、最終的にはどの人もうまくいきました。ですから、どうかちょっと辛抱してください。

先ほどメモした不安に関するネガティブなセンテンスを声を出さずに読んでみます。

いくぶん奇妙に思えるかもしれませんが、よりはっきり聞こえるのはどちらの側か、注意してください。左の耳ですか、それとも右の耳ですか？　すぐにはわからない場合は、わかるまで何度も繰り返します。

目をつぶったほうがわかりやすいという人もいます。もしちょうど真ん中だと感じたら、楽にずらせるのはどちらの側かをテストしてください。最後に左と右のどちらでよりはっきり聞こえたのかメモします。

次にポジティブなセンテンスでこれを繰り返します。驚いたことに、このテストをした患者さんのおよそ91％が片側のほうが明らかにはっきりと聞こえること、さらに、そのセンテンスがポジティブなのかネガティブなのかによって、よく聞こえる側が変わることにすぐに気がつきました。

もしあなたが、よく聞こえるのがどちら側なのかわからない少数グループに属していたとしてもご心配には及びません。これはただ、不安の主な原因が他のチャンネルにあるというだけのことです。後でお話ししますが、そういう人たちのためのテストやテクニックをちゃんと用意してあります。いずれにせよ、このテストを最後までやってください。ひょっとすると、思いがけないことを体験するかもしれませんよ。

このテストに関しては、やはり注意深い人々のほうが早く結論を出すようです。わたしのカウンセリンググルームで調べたところ、次のようなことがわかりました。ネガティブな考えは、どちらかと言えば左のほうがよく聞こえるのに対して、ポジティブな考えは右のほうだった人がおよそ51％。まるっきり反対の結果になった人は、42％でした。

ここでもうひとつ別のパターンがくっきりと浮かんできます。つまり、異なった感情は、それぞれ脳の違う場所で感じ取られるということです。

さて今度は視覚の紙を手に取って、同じように最初にネガティブな、それからポジティブな映像でテストをしてください。脳が分かれているのを聴覚の段階ではっきりと認識できた人たちは、おそらく視覚の場合もよくわかるでしょう。

聴覚ではっきりしなかった場合、視覚でうまくいくことは大いにあります。そうだとしたら、あなたは耳より眼の人なのかもしれません。また、二度目にうまくいくこともよくあります。

患者さんのおよそ7％は、どちらのチャンネルでもはっきりとした違いが感知できませんでした。すべてを真ん中だと感じるのです。この現象は不安症がすでに鬱にまで広がってしまった人に多く見受けられ、睡眠障害と同時にいわゆる「朝の落ち込み」があるのが典型的な症状です。けれどもどうかご心配なく。なぜなら、そういう方のためのテクニックがあるからです。それについては後ほどお話しします。

ところで、先に記したように、左右どちらのほうがよく聞こえる、あるいはよく見えるのかを明確に感じとれた人の大多数は、映像を見るのも声を聞くのも同じ側です。そうでない人は100人のうちたった2人で、これらの人びとは、左でネガティブな映像を見て右側でネガティブな言葉を聞く（あるいはその逆）というふうになります。

しかしこれは次にお話しするテクニックの効き目にはまったく関係がありません。ですからどうぞ安心してこのテストをまずはしっかりやってみてください。そのあとで必要なら次にご紹介するレッスンをそれに合わせてください。

ぐるぐる思考の方向の他に、もうひとつ、ポジティブあるいはネガティブな考えを作り出すときの脳のパターンがわかりましたね。脳の中ではポジティブな側とネガティブな側が分かれているのです。

次にこのパターンの上手な利用の仕方を学びます。パターン・インタラプトを使って少しずつ脳を支配することで、ついには不安もパニックもない日常を送ることができるようになります。

重要な注意：これから取りかかるレッスンでは、初めの数日間、およそ4%の人は不安が強くなります。しかしほとんどの場合、数日経てば治まり、その後はいっそう効果が上がります。

5　視覚による不安のストップテクニック

始める前にひとこと。あなたが呼び起こす映像や場面について、これから繰り返しお話ししていきます。すでにあなたが経験したことも、ファンタジーの場合もあります。そのミックスした形ということもあるでしょう。そのとき頭の中で映画のようなものを見るのが普通です。たいていの場合、不安に満ちた場面は、ニュートラル、あるいはポジティブな場面よりも速く進みます。

今まで脳が自動的に行なっていたものを意識して見つめるため、ある程度の練習や集中力を必要とする人もいます。一度でうまくいかなくても、少し辛抱してください。わたしのカウンセリングルームでの経験によれば、遅かれ早かれほとんどの人が頭の中の情景をはっきり見ることができるようになります。そうすれば次のステップでそれらを変えることもできるのです。

(1) 視覚のずらしテクニック

ありありと映像が頭に浮かぶネガティブな場面を探し出してください。実際に体験したものでも、ファンタジーでもかまいません。この場合も目を閉じてやるとやりやすくなるかもしれません。そのとき、この映像が頭のどちらの側に現れるか、注意してください。それから、この映像を反対側（つまりポジティブな側）にずらしてみましょう。

すぐに試してください。そして、何が起きるか観察します。ご心配なく。必ずうまくいきます。これはただ、あなたの脳が何を、いつ、どこで、どのようにするのかをとりあえず理解しておくためなのです。後の文章に影響されないよう、なるべくこのレッスンをしてから先を読んでください。

いいですか、はっきりとネガティブな場面だけを呼び出すのです。それを脳の中で確認できたら、反対のほうへずらしてみてください。

試してみましたか。結果はどうでしょう？　たいていの場合、映像は真ん中にぶら下がったままです。まるで頭の反対側に行くのをためらっているかのように。これはまったく正常です。あなたの脳は、ネガティブな映像を反対側に映し出すことを今まで一度も学んでこなかったのですから。

視覚が特に優れている人の場合は、初期の段階ですでにこの映像をずらすことができます。あなたがこのグループに入っている場合は、ずらそうとすると映像がひとりでに変わることに気がついたでしょう。反対側、つまりポジティブな側でもはっきりと認識できるように、ネガティブな映像がいうなれば変貌を遂げたからです。せめて気持ちの上だけでもニュートラルに、いやそれどころかポジティブにならざるを得なかったのです。

たとえば、おびえきって車の中に座っている姿を左側で見た後で右側を見ると、まだ不安の発作を起こしていなかった頃のようにごく普通に車の中に座っているあなたが見えるでしょう。

このトリックの狙いは、ネガティブな映像をそのままにしておき、その内容を変えることです。興味深いことに、どのように変わるかを知る必要はまったくありません。ただ自分の脳がどのように働くのかを見ていればいいのです。片側でニュートラルあるいはポジティブな場面をしぶしぶ作りながら、脳がその反対側でいかにやすやすとネガティブな場面だけを呼び起こしているか……あなたはおそらく信じられないことでしょう。

もう何十年もの間、不安から逃れられないできた患者さんの中には、このテクニックをすぐには使えない人がいます。けれども、そういう人も次のレッスンをすればうまくいきます。

その場合は、カートに載ったテレビが目の前にあると想像してください。まだスイッチが入っていません。この映像を左から右へずらした後、また戻す練習をします。カートに載っている想像上のこのテレビを、頭の中でぐっと左へ次に右へ、これで良いと思える所までずらしてください。それからこのテレビをネガティブな側に置き、スイッチを入れると想像し、画面にネガティブな記憶を映し出します。一番いいのは視覚の紙に書いてある場面です。それから再び反対側のポジティブなほうへテレビをずらします。視野の真ん中を超えるとすぐ、画面に一瞬ホワイトノイズが出てそれから映像が変わります。

さあ、どうなるのでしょうか？　画面は暗いままですか、それともニュートラルかポジティブなバージョンが映りましたか？　たとえ画面が暗いままでも、大成功です。というのは、すでにあなたは脳にネガティブな映像を呼び起こさせない方法を学んだからです。これで最初の効果的なストップテクニックの学習は完了です。

回を重ねるごとに、あなたの脳はこの作業をますます自動的に行なえるようになります。たとえ初めはポジティブな側に何も映らなくても、しばらくすれば気持ちの良い場面が次々と映し出されることに気づくでしょう。

たとえば、パニック発作に襲われて途方に暮れ、買い物もできずにスーパーマーケットから逃げ出す映像をネガティブな側で見る人は大勢います。けれどもこの映像を反対側にずらすと、買い物袋をいっぱいにして満足げにスーパーを後にする場面に変わります。あるいはネガティブな側では、おなかの調子がおかしくなり、必死になってトイレを探している姿が見えるとします。ところがポジティブな側では上機嫌でウインドウショッピングをしている姿が見えるのです。

この簡単なテクニックが効果的なのはなぜでしょうか？　ネガティブな側からポジティブなほうへずらす方法は、パターン・インタラプトといわれるもので、アドレナリンとヒスタミンの放出に直接に影響を及ぼします。もう長い間、あなたがそれぞれの不安の誘因を操作するたびに、脳はこの2つの神経伝達物質を放出する「訓練」を積んできました。その誘因とは、不安の映像のことも、頭の中のネガティブな言葉のことも、不快な身体感覚のこともあります。

この背後にあるのは、不安が脳の中の特定の側を好むというパターンです。ですから頭のもう一方の側に気持ちを集中させるだけでいいのです。そうすれば何年もの間訓練されてきたこのパターンが中断され、脳は自動的にヒスタミンとアドレナリンの放出を止めます。したがって、これらの伝達物質によって引き起こされたすべてのネガティブな身体症状も消えるのです。

(2) ズームテクニック

映像ははっきり見えるけれども、ずらしテクニックはどうもうまくいかないという人のために、もうひとつ別のテクニックがあります。この2つ目のテクニックは、ひとつ目がすでにうまくいっている人にも適しています。これはズームテクニックというもので、不安症から鬱になってしまった人々も、これを練習すれば、ずらしテクニック以上の効果が得られることも珍しくありません。

わたしの患者さんを例にズームテクニックを説明しましょう。

ひとりの若い男性がカウンセリングを受けにやってきました。なんでも高速道路では運転できなくなってしまったというのです。わたしたちはまず彼の不安が視覚的なものからきていることを確認しました。

早く帰れる高速道路か、安全かもしれないが時間のかかる一般道路で帰るかを決める段になると、いきなり頭の中にひとつの映像が浮かぶといいます。高速道路でパニック発作に襲われ、警告点滅装置をつけながらパニックが収まるまで路肩でじっと耐えている自分の姿が見えるのです。

つまり彼はまさに不安の映像を使って、「高速道路で帰ればいやな思いをするというプラン」を作ったといえるのです。こうして、たった一度パニック発作を経験しただけなのに、だんだん一般道路を使うことが多くなり、時間がもったいないと思いながらも、ついにはまったく高速道路を通らないようになりました。

2年ほどして、いつも使っていた道路が大規模な修復工事のために何カ月間か通行止めになりました。別の道路を使うと、今までよりはるかに多くの時間がかかります。不安だからというだけで、毎日そんなに多くの時間を無駄にするわけにはいかないと考えて、彼はわたしのカウンセリングルームにやってきたのです。

わたしはまず、彼が颯爽《さっそう》と高速道路を走っているポジティブな目標映像を作ることから始めました。続いて不安な映像を正確に思い浮かべてもらいました。これが頭の中に浮かんだらすぐ、全神経を集中してそれが小さくなっていくようイメージします。

可能な限りズームで縮小していき、ほんの小さな点にしか見えなくなると、ここから先ほどの目標映像が飛び出します。この映像はちょうどコンピュータのポップアップウィンドウのように飛び出し、大きくカラフルでそのまま動きません。

それから再び不安な映像を思い浮かべ、これをすぐにまた小さな点になるまで縮小します。そこからポジティブな目標映像が再びズームで拡大され、頭の中いっぱいに広がったら、そのプラスのエネルギーを何秒か感じ取ります。

合計7回、彼はこれを繰り返しました。そして、7回目のときには、ポジティブな映像を存分に楽しみました。

「どうでしたか。何か気がついたことがありますか?」と尋ねると、彼はさも驚いたというようにこう言いました。

「4回目に不安映像を思い浮かべようとしたときには、もうすでにぼんやりとしていました。ごく小さな点になった何かが見えただけです。そして、すぐにそこから自動的に目標映像がズームで拡大されたんです」

今後、不安映像が現れそうになったらいつでもこのテクニックを使うことを、わたしは彼と申し合わせました。それだけでなく、この日に試してみたテンセンテンス法と5つのチャンネルテクニックのレッスンも続けるように指示しました。彼のセンテンスは、「僕は高速道路を走るのが大好きだ」。

それから3週間もたたないある日、彼はふとその気になって、高速道路を通って家に帰りました。あまりに簡単だったことに自分でも驚いたといいます。その日から毎日その道路を通っているうちに、その後も時々起こっていた不穏な感情も消えていき、ついにはまったく自由にどこへでも行くことができるようになったのです。

(3) スローモーションテクニック

さて、ここにもうひとつテクニックがあります。ただし、今回も前のテクニックをマスターしてから、これを始めるようにしてください。不安と闘うときに少しでも多くの技や手段を使いこなせれば、自信がついて今までできなかったことも、ひとつひとつできるようになるのです。

これはスローモーションテクニックといって、不安映像が脳の中で非常に速く進む性質を利用しています。これについては、4章「3　セラピーを成功させるには」で、映画館に行く例で具体的に説明しました。サスペンス映画を見ているときにぎょっとするのは、ものすごく速くことが起きるのが最大の原因です。もし場面がゆっくりと進んだとしたら、つまりスローモーションだったら、これらの映像でおびえることはまずありません。

ですから、視覚的に引き起こされる不安には決定的な弱点があります。それはただ速いときだけ機能するのです。スローモーションテクニックは、まさにこの弱点を利用して、数秒のうちに不安をシャットアウトします。

ひとりの患者さんの例でご説明しましょう。

２０１５年の1月、27歳の女性がカウンセリングを受けにきました。彼女は強いパニック発作とそれに関連したある考えに苦しめられていました。４年間セラピーを受けたにもかかわらずまったく効果がなかったうえに、３年近く飲み続けた抗うつ剤のせいでなんと30キロも太ってしまったとのことでした。

始まりは23歳の誕生日を迎えてすぐ、恋人を訪ねるために地下鉄に乗ろうとしたときだったといいます。突然彼女の頭の中に、閃光《せんこう》のようにある映像が浮かびました。それはごく短いものでしたが、そこに映ったのは、ちょうどホームに入ってくる電車の前に身を投げる自分の姿でした。

彼女はひどくショックを受け、繰り返しこれが起きるのではないかと恐れるようになりました。それからの数週間、不安が大きくなるにつれてこの映像が浮かぶ回数も増えてきました。自殺する気はまったくなかったのに、だんだんと地下鉄だけでなくすべての電車を避けるようになり、とうとう線路を見ただけでパニックに陥るようになってしまったのです。こうして電車を避けているうちに、いつか本当に自殺するのではないかという不安も強くなっていきました。

わたしは彼女に、不安のきっかけになっているものは何かと尋ねました。

「いつも閃光のように頭の中に映像が現れるんです。電車に向かってわたしが身を投げる場面です」

「その場面をゆっくりとイメージしたことはありますか。極端なスローモーションで？」

彼女はけげんな顔でわたしを見ました。

「もちろんありません！　そんな恐ろしいこと、できるはずないじゃないですか」

「どうしてそれをご存じなんです？　まだ一度も試したことがないのに」

そう言ってから、わたしはことさらゆっくり説明しました。

「跳び上がった瞬間から身体が線路に触れるまでの動きを、10分かけてゆっくりと思い浮かべてください。およそ5分後、あなたは空中に浮いています。そして1ミリ1ミリ線路に近づいていきます。あなたには、地下鉄が1ミリずつ近づいてくる様子を観察する時間がたっぷりあります。同時に地下鉄の運転士の顔が、恐怖で次第に奇妙なしかめ面になっていくのもわかるのです」

わたしの説明を聞いた彼女がうんざりしてこう言う様子を、わたしはじっと観察していました。

「何ですか、それ。そうだったら最初から不安になんかなりませんよ」

もう何年もの間、自分を脅かしてきたのとまったく同じ場面が、ただゆっくりと進んだだけでもはや何の不安も呼び起こさないことに、彼女はそのときはまだ気がついていなかったのです。けれどもさらに話をしたところ、彼女はそのことだけでなく、映像をパッと閃《ひらめ》かせるか、ゆっくりと思い浮かべるかは自分次第だということも理解しました。

その日の午後、彼女は数年ぶりに地下鉄の階段を降りました。もちろん、すぐにいつもの恐ろしい映像が浮かんできましたが、それを押しのけずにゆっくりと思い浮かべてみたのです。こうして電車が入ってくるのをホームで待つことができたのでした。ドアが開いたとき、思い切って乗り込んで、本当にしばらくぶりに地下鉄で家に帰ったのです。それからは毎日せっせとこのレッスンを続けました。例の不快な映像が出てきたのは、1週目こそ毎日でしたが、2週目は3回だけ、そして3週目はたった

1回だけでした。4週目からは二度と現れませんでした。この映像はもはや望まれていないことを、彼女の脳が学んだからです。

たった一度のカウンセリングとたったひとつのテクニックが、何年ものセラピーや薬よりも大きな効果があったのです。薬を完全にやめた後は、体重も順調に落ちていき、理想体重まであと6キロになりました。

不安に襲われたら、すぐにそこから気をそらさなければいけないと思っている人がほとんどです。そして残念ながら、今日なおそれを正しいとみなしているセラピストは少なくありません。けれども、気をそらすことで追い払った考えや映像は、必ず戻ってくるのです。それらは繰り返し繰り返し襲ってきます。4章「(4) 気をそらす」でわたしはこれを、ブーメランにたとえました。

ここでもう一度アインシュタインの言葉を。

何もかも元のままにしておきながら、何かが変わると期待することほど、愚かなことはない。

ネガティブな考えや映像は、押しのけるよりコントロールするほうがいいのです。

しっかりとつかんでしまえば、あなたを襲うことはできません。そうして初めてそれを積極的に操作することができます。これらの映像や考えがもはや恐ろしいものではなくなったら、脳がこの新しいプロセスをしっかり自動化するまで、ほんの数週間しかかかりません。

6　頭に浮かんだ言葉による不安のストップテクニック

ぐるぐる思考を止める方法は、すでに5章「2　パターン・インタラプトは秘密兵器」でご存じですね。これに関する効果てきめんなテクニックは、他にもあります。これらは不安とパニックの自動化と、それがきっかけで起こる身体的な反応を止めることができます。

(1)　聴覚のずらしテクニック

映像のように頭の中の言葉も反対側へずらすことができます。安心して試してください！　聴覚のリストから不安の誘因となるセンテンスをひとつ選び、まずどちら側のほうがよく聞こえるのか注意してから反対側へ移します。

どんな変化に気づきましたか。まったく同じセンテンスがいったんポジティブな側に移されると、聞こえなくなる、あるいは少なくとも何となく嘘っぽく、歪んで聞こえることに気がつきましたか。

患者さんの中にはこんなふうに報告した人もいます。

「反対側、つまりポジティブな側にだけ意識を集中するとすぐ、なんと内容まで違ってくるんです」

このテクニックはまた、記憶の中にある言葉にも使えます。ずいぶん前のことですが、わたしはよく知っている人から非常に傷つくことを言われたことがあり、その後何年間も忘れられませんでした。

あるとき、彼の言葉をいつも右側だけで聞いていたことに気づいて、何度も意識的に左側にずらし、左側の耳だけで聞くようにしてみました。すると、頭の中の声がたちまちもっと感じの良い響きに変わったのです。そしてかつてわたしをひどく傷つけた言葉は、突然まったく違ったニュアンスを帯びて聞こえてきました。その結果わかったのは、彼の「批判」はただわたしを守ろうとしたものだったということです。それからというもの、わたしたちの関係はより打ち解けたものになり、以前よりよく会うようになりました。

すでにお話ししたように、ネガティブなことを聞く側は必ずしもネガティブな映像を見る側と同じだとは限りません。それが逆になる人も全体の２％ほどいます。ですからご自分でテストをしてみて、それをそれぞれ反対側に移しましょう。

妻とわたしがこのテストをした人は今では３０００人を超しています。その迅速な効果にわたしたちは驚いていますが、それだけでなく、このテクニックがいまだにセラピーの世界で広まっていないことにも驚いています。

このテクニックが合わない、またはやりたがらない患者さんは７％いましたが、93％の方たちは、その信じられないくらいの潜在的能力にすぐに気がついて続けており、不安のない人生を送っています。けれども残りの７％の方たちにも使えるテクニックがひとつあります。これを使えば、遅かれ早かれほとんどの人が不安を乗り越えることができるのです。おまけにこれはとても愉快ときています。

(2) ピッチングテクニック

聴覚による不安に対するパターン・インタラプトをピッチングテクニックといいます。患者さんの8割は一発でできるようになり、その人たちの不安は目に見えて減りました。

視覚による不安同様、聴覚による不安にも、スピードに関する弱点があります。ピッチングという言葉は英語から来ており、楽器を調律する、あるいは音の高さを変えるという意味です。録音した声を実際より速くあるいは遅く再生すると、音の響きが変わりますね。速く再生すれば、声は高く、せわしなくなりますが、ゆっくりだと低く、もの憂げになります。

普通、何かを考えるときは頭の中で自分の声を聞いています。そのとき聞いたことをそのまま信じるのは、それが自分の声だからです。もしキーキーした甲高いネズミの声だったら、あるいはものすごくゆっくりしたモンスターの声だったらどうでしょう？　同じように信頼するでしょうか。そんなことはありませんね！

わたしたちは自分が知っているものだけを信頼するのです。言いかえれば、なじみのないものだと批判的になり、きちんと内容を吟味しますが、自分の声だとそのまま自動的に受け入れてしまいます。けれども不安症の患者さんの場合は、まさに「疑い、批判すること」が必要なのです。ピッチングテクニックはこのためのものです。

頭の中の声を聞いているうちに不安になるのがわかったら、つまらない漫画のキャラがあなたの代わりにしゃべっていると想像します。このテクニックではもっぱらネガティブなセンテンスを聞きます。

「ああ、もう何もかもいやだ。そんなことは絶対に無理だ」

そしてそれを完全に歪んだ音域で思い浮かべます。たとえば、カンカンに怒っているドナルドダックのガアガアいう声やミッキーマウスの芝居がかったキンキン声で。

非常にシンプルで、かつしばしばとても愉快なこのテクニックがとても効果的なのは、人間の脳が正反対の感情を同時に感じ取ることができないからです。頭の中のネガティブな言葉は、それが自分の声だとわたしたちは不安になりますが、どうでもいい漫画のキャラの声なら、ばかばかしいと思うだけです。

患者さんの中には――比較的年のいった人がほとんどですが――初めのうちは、それでは不安を真剣に受け止めることにならないと残念がる人がいます。けれどもこのテクニックに興味を抱いた人には、ほかでもないこの「真剣に受け止める」ことこそ、不安症がひどくなってしまった大きな理由だということがすぐにわかります。

ここでは不安は言うことを聞かない幼い子供のようなものです。この子はお菓子を買ってもらえなかったために大声で泣きわめき、地面に寝転がっています。言うことを聞いてやれば、しめしめとばかりに今後もしばしば繰り返すに違いありません。けれども断固無視すれば、じきに治まります。そして、再びお行儀よく、「お菓子を買ってくれない？」と尋ねるようになるのです。

不安のパターンを破るためにどのテクニックを最終的に使うのか、それはどうぞご自由に。ずらしテクニックが好きで、脳がひとりでにネガティブな考えをポジティブな考えに改造してしまうことに感激する人もいますし、ネガティブな考えはそのままにして、これをピッチングテクニックによって滑稽なものに変え、のさばれないようにするほうが易しいという人もいます。ちょっとした練習で、これらのテクニックを日々の生活に組み込むことができます。

わたしの患者さんの多くはピッチングテクニックを使うときに、聴覚だけでなく視覚のチャンネルも合わせて使っています。滑稽な漫画のキャラが頭の中でしゃべり始めるのではなく、あらかじめ頭から追い出しておいて、目の前を行ったり来たりしているところをイメージするのです。その姿が滑稽であればあるほど、そして声が奇妙であればあるほど、このテクニックの効果は上がります。

思い浮かべるキャラは、まともに相手にする気が起きないものなら、何でもいいのです。その際大切なのは、不安が起きそうになったときにあなたが思い浮かべるのとまったく同じ言葉をこれらのキャラにしゃべらせることです。こうすれば、頭の中で自分の言葉を聞いたために、自分で自分を不安にしていたことに気がつきます。同じことを言っても、小人やミッキーマウスの口から出ると、それはもはやあなたに対する影響力がないからです。

考えを変えるこういうやり方を、心理学ではメタ認知といいます。これは、あるものをいくらか距離を置いて批判的に眺めることができるようにするため、それから離れるということです。そうすることによって、自分自身に言い聞かせていることが本当に真実なのか、あるいはそのばかばかしい話を信じるがゆえに真実になるのかが、簡単に確かめられます。

この間、ある患者さんがやってきて、キンダーサプライズ(卵形のチョコレートの中にカプセル入りの玩具が入っているもの)から小人のフィギュアを取り出してみせてくれました。死や病気に対する不安の象徴である小さな斧をもった小人です。その人はうれしそうに言いました。

「不安な言葉をこいつの声で聞くのを忘れないようにするために、もう何日も持ち歩いているんです。こいつに裏声でわめかせるたびに、思わずにやにやしてしまうんですよ」

ほんの1週間前までアドレナリンが出る原因になっていた言葉が、今ではこの人を面白がらせているのです。

7 身体感覚による不安のストップテクニック

2014年1月、72歳の女性がカウンセリングルームにやってきました。転ぶのではないかといつも不安だということでした。その人が入ってきたとき、どこかつかまるところはないかと探しながら壁伝いに歩いているのが目につきました。相談室に入ると、その女性は手近な椅子の背をつかんでそれにしがみつきました。

「失調性歩行[4]なんです。始まったのは10年前で、いろいろな病院を渡り歩きましたが、結局役には立ちませんでした」

立ったままのその人に、わたしはめまいについて話してくれるように頼みました。

「左から右へふらつきます。ちょうど波の動きと一緒に揺れている船の上を歩いているみたいなんです」

わたしは言いました。

「では、左から右ではなく、前から後ろに揺れていると想像してください。すべての神経を集中して今はそれだけを考えてください」

数秒後、彼女が無意識に上半身を前後に動かし始めたのがわかりました。

「椅子の背もたれから手を離して、数歩歩いてみてください」

わたしがこう言うと、一瞬ためらった後、彼女は言われたとおりにしました。そして、いぶかしそうに立ち止まると、踵を返してもう一度何歩か歩き、それから訳がわからないというふうにわたしを見ました。

「あのう、こんなことってあるものでしょうか？　めまいがしないんです」

そう言ってから再び何歩か歩きましたが、めまいは依然として消えたままでした。

わたしは彼女に座るように言いました。たった今経験したことがいまだに理解できな

4　歩くとめまいが起きる症状で、高齢者に多い。

いようでした。そこでわたしはこの簡単なレッスンの間に彼女の脳の中で起きたことを、次のように説明しました

「不安によって起きためまいも、失調性歩行によって起きためまいも、三半規管には関係がありません。2つとも単に脳の働きが原因で起きたものです。ですから脳への操作でなくすことができるのです。もしあなたの脳が、左右にめまいがすると思わせるつもりなら、脳の中で逆のインパルスを作り出すだけで十分です。つまり、前後にふらつくと想像するのです。するとあなたの灰色の脳細胞は、どうしたらいいかわからず困ってしまいます。脳は両方のインパルスを同時に実行することはできません。したがって相殺されてしまいます」

相互に逆方向のインパルスが消えることは、別に目新しいことではありません。物理学ではもうとっくに知られていることです。音波というのは、逆方向の音波によって――これは周波数をずらすことで作り出せます――完全に消されてしまいます。動きもその逆方向の動きによって止まります。ですから、心理的に引き起こされた身体症状に対して意識的に逆の操作をするという、ちょっとしたレッスンでそれを止めることができるのです。

その女性はそれからも熱心に練習したところ、なんとまったくめまいが起きなくな

ったのです。しかも、その後めまい止めの薬もやめることができたので、週を重ねるごとに具合が良くなりました。3カ月ほどたったある日、わたしは町でばったり彼女に会いました。大きな買い物袋を下げた彼女は、顔中を輝かせて報告しました。

「また自由にあちこち行くことができるようになったものですから、ずっとやりたいと思いながらできなかったことを取りかえしているんですよ」

⑴　逆のインパルスを作り出す

不快な身体症状というのは、いくつかの領域にわたることがよくありますが、それぞれ逆のインパルスを作り出すことができます。運動の方向の他に、たとえば温度（暑い、寒い）、体重（重い、軽い）、圧迫感（鋭い、鈍い、あるいは部分的、全体的）に膨張感あるいは拡張感（範囲が狭い、広い、あるいは感じが密な、粗い）。場合によっては色もあります（たとえば赤い、青い）、明度（明るい、暗い）など。

初めは奇妙に思えるかもしれませんが、不快な感覚を細かく分類すれば、それだけ逆のインパルスを効率よく作り出すことができるため、不快な症状をなくすことに大きな効果があります。ここでは「運動感覚」の紙の空けておいたところを使います。

次にあげるのは不安が原因で起こる代表的な身体症状と、それをなくすための逆のインパルスのリストです。

めまい

○左右のめまい　→　前後のめまいをイメージする
○前後のめまい　→　左右のめまいを
○左回りのぐるぐるめまい　→　右回りに
○右回りのぐるぐるめまい　→　左回りに

転びそうな気がする

○前に転ぶ　→　後ろに転ぶとイメージする
○後ろに転ぶ　→　前に
○左側に転ぶ　→　右側に
○右側に転ぶ　→　左側に

足元が崩れそうな気がする

地面のいたるところに水圧リフトが埋め込まれていて、足が地面に触るとすぐ、押し上げてくれるとイメージする。

手足がむず痒い

○アリが這い上がってくる → 上から下へイメージする（あるいはその反対）
○熱ければ、冷たいとイメージする。
○そのとき赤い色が脳裏に浮かんだら、青だとイメージする

のぼせる

冷水のシャワーを浴びているとイメージする。

何も実際に水でシャワーを浴びる必要はありません。これは心因性ののぼせだからです。今はまだ想像できないかもしれませんが、脳にとっては冷水のシャワーをイメージするだけで十分なのです。

喉が詰まる

正確にはどんなふうに感じますか。ひょっとしてしっかりと首に巻き付いた暖かい首輪をしているような感じでしょうか？　それなら気管の中に冷たいすべすべのステンレスの管があるとイメージしてください。この管はゆっくりと広がっていくので、首輪に少しずつ裂け目ができます。そして、最終的には外れます。何度も深呼吸をしながらこれらのレッスンを終えます。その際、すべすべした冷たい管を空気がスムーズに滑っていく様子を具体的にイメージしてください。

胸が苦しい

この場合、胸の周りにコルセットをつけられて誰かに紐《ひも》でぎゅうぎゅう締め付けられるような感じだと表現されることがよくあります。次のように考えてください。

わたしの肋骨《ろっこつ》はステンレスでできており、機械仕掛けなので、ボタンを押すだけで好きなように胸を広げることができる。だから、いつでもコルセットをはじき飛ばせる。そうすれば再び肺は自由になり、呼吸できる。

胃の圧迫感（もたれ）

その感じはどこからきていますか。圧迫感というよりむしろ鋭い、刺すような痛みが外から中に向かっているのでしょうか？　それとも胃全体が黒っぽい冷たい塊のように内部に向かって縮まる感じですか。

初めのケースなら鋭い痛みを反対の方向、つまり内側から外側へイメージします。内側から外側へと押している様子が目で見えると想像したら、痛みはどのように変わりますか？　次の黒っぽい冷たい塊は、胃が明るく輝き始めるとイメージすることで溶かせます。そしておなかの中でどんどん広がり、暖かさを放射します。

これらはほんの一例です。あなたに特徴的な症状を正確に感じ取り、それに見合ったやり方で変えていけば、次第に不快な感覚をコントロールできるようになります。そして、どんな逆の感覚あるいは映像が一番効果があるのか、積極的にいろいろ試してください。

これらのレッスンはあなたに何ひとつマイナスの影響を与えません。具合が悪くなった原因は、あなたの今までの考え方だけなのですから。不健康な古い思考パターンを打ち破るための努力はすべてあなたのためになります。そして本当の脅威、実際に警告が必要なときにだけ不安を覚える人生に一歩一歩あなたを導いてくれるでしょう。

とはいえ、ここでもまたあの原則が有効です――どうか少し辛抱を。これらのテクニックは、どれもこれもあなたにとってまったく新しいものです。これを完璧に使いこなすには訓練が必要です。早く良くなり、かつその状態を維持するためには、意識的に頻繁に練習することが何より大切です。

不愉快な感情が起こってきたときにはいつでもこのテクニックを使ってください。そのとき、逆のインパルスがひょっとしてネガティブに思えたとしてもご心配なく。「暗い」とか「重い」とかいうインパルスも、元になるネガティブな感情が「明るい」とか「軽い」とか表現できるものであればプラスの効果があるのです。

ここで次のような疑問を抱く方もいるでしょう――なぜ心臓の鼓動や呼吸、嚥下《えんげ》（飲み込むこと）の場合には、この逆のインパルスがないのか。不安症の患者には、まさにそれこそが頻繁に起きるのに、と。

わたしは5章「1　不安の感覚チャンネル」ですでにそれについて触れましたが、今までの経験から言って、読者の皆さんの多くが、この本を最初から読まずにいきなりそれぞれのテクニックのページを開くことを知っていますので、ここでもう一度簡単にこの問いについてお答えしましょう。

心臓の鼓動も呼吸も嚥下も、生まれたときから完全に自動的に処理されているもので、わたしたちが意識的に操作することはできません。もしわたしたちの思いどおりになるようだったら、人類はもうとっくに滅亡していたことでしょう。

実際、身体の基本になるこの3つの機能に手を出すと、プラスよりもマイナスになるのが普通です。というのは、自動的に進行するプロセスをコントロールしようとすればするほど、このプロセスを損なう可能性が高くなるからです。

これをひとつひとつの歯車が完璧に次の歯車と噛み合っている機械仕掛けの時計だと考えてみてください。すべてはお互いに緊密にかかわっており、秒針は1秒ごとにきっちり一歩進みます。この小さな歯車のひとつにドライバーで速度を速めたりあるいは遅くしたりすると、プラスになると思いますか？　まずそういうことはありません。正しく動かなくなるのがおちでしょう。

心臓の鼓動も、呼吸や嚥下もこれと同じです。これらのプロセスを身体が正しく操作していると信じることができれば、不愉快な症状とも早く縁が切れるでしょう。テンセンテンス法と適切な即効テクニックをきちんと続ければ、あなたはこの完全に自動化されたプロセスをコントロールしようとは思わなくなります。

考えてもみてください。あなたは実に長い間、「誤った」考えによって不安や身体症状を起こすように、脳を訓練していたのです。あなたの関心をトラブルではなく目標に向けるまで、場合によっては数週間かかるかもしれません。それがうまくいけば、完璧に自動的に進んでいる身体反応を観察しようなどということは、あっさり忘れてしまうでしょう。それでいいのです。

(2) 効果抜群のエンボディメント

誰かが落ち込んでいるのか怒っているのか、あるいは疲れているのか、それは見ればわかります。表情だけでなく姿勢も、その人の気持ちを表しています。精神状態は明らかに姿勢に影響を及ぼします。けれどもこのメカニズムはその逆の方向にも有効なのでしょうか。姿勢や表情を変えることによって、精神状態にそれとわかる影響を及ぼすことはあるのでしょうか?

ドイツの心理学者フリッツ・シュトラックは、すでに1988年に興味深い実験を行なっています。彼は2つのグループの人々にコミックを読んでもらい、点数をつけてくれるように頼みました。ただし、2つ目のグループの人々にはひとつ条件をつけました。その条件とは、歯と歯の間に横に鉛筆を挟んだままでコミックを読むというものです。

調査が終わってわかったのは、鉛筆をくわえた被験者たちのほうがコミックを高く評価したことでした。90年代には世界中の至る所で似たような調査が行なわれましたが、すべて同じ結果になりました。このように、心理が肉体を操作するだけではなく、意識的にとられた姿勢もまた心理状態に大きな影響を及ぼすのです。

ところで、この鉛筆のトリックにはどんな意味があるのでしょう？　実際にやってみてください。鉛筆を歯でしっかりと挟みます。それから鏡を見ると、ひとりでに笑顔になっていることがわかるでしょう。鉛筆を臼歯《きゅうし》で挟むと、前歯のときよりもっとうれしそうな顔になります。このときは大声で笑うときと同じ筋肉が使われるからです。

このとき、筋肉の記憶《マッスルメモリー》はひとつの情報を脳に送ります――「笑っている……ってことは、わたしは気分がいいんだ」。この瞬間、もしあなたが正反対の気分だと、脳はすぐに返信してきます。

「馬鹿を言うな。こんなに惨めな気分なのに」

それでもあなたがそのまま鉛筆を口にくわえていると、筋肉の記憶はこの矛盾する情報を送り続けます。およそ2分後、脳は抵抗をやめ、筋肉の意見に従い始めます。なんといっても、精神と肉体を一致させるように脳は常に訓練してきたのですから。

心理学ではこれをエンボディメント（身体化・具体化）といいます。ですから、今度不安になったら、ほとんど反射的に精神安定剤を口に入れる前に、まず5分間これをやってみてください。ちょっと我慢すれば、薬と同じような効果が得られるかもしれません。しかも、薬と違っていかなる副作用もありません。

(3) パワーポーズを試す

アメリカの社会心理学者エイミー・カディは、エンボディメントの力を利用したパワーポーズを提唱しています。その基本の考え方は、とても精神状態がいいときのポーズをとることです。精神的に調子が悪いときには特に効果があります。

できるだけ座り心地の良いソファーに座って、首の後ろで腕を組み、足を高く上げるだけでいいのです。足を乗せるのはテーブルでも椅子でもかまいませんが、高くあげるほうが効果があります。ですからテーブルのほうをお勧めします。少なくとも2分、できたら5分このままの姿勢を続けます。

どうでしょう?　元気が出てきませんでしたか。このように不安に対抗する方法にはさまざまなものがあるのです。あなたはもう、不安に対してお手上げの状態ではありません。

第6章 不安にさよならする日

わたしたちの脳は、感じ取ったことをすべてシナプスの結合を通じて保存していま す。ですから脳に「栄養」を与えることは、健康になり、それを維持することに大い に役立ちます。わたしのポッドキャスト・シリーズを聞いてくださっている方たちか ら、よくこんなメールをいただきます。

「この無料の音声データをきちんと聞いてそのとおりにやってみたら、何カ月、いや 何年も受けてきたセラピーよりもはるかに効果がありました」

もしここまでしっかり読んでくださったのなら、あなたの脳は今、明らかに変化し ているはずです。頭の中だけでもこのテーマに取り組むと、まず次のようなポジティブな情報を保存する数万のシナプスが作られるからです。だから、わたしにも人生を心安らかで楽しいものにすることはできる」

「人生は変えることのできるものだ。

もしあなたがすでにレッスンを始めていたら、この効果はもっと大きいはずです。以前より気持ちが安定していて、この分だと不安症も近いうちに良くなるのではと、胸をふくらませているのではないでしょうか。その状態になったらすぐに、それを長続きさせるためにいくつか注意しなければならないことがあります。

1 何もかもきっとうまくいく!

この本のテクニックやレッスンは、最新の脳研究の知見に基づいています。わたしたちがネガティブ思考だけでなく、ポジティブ思考もできることは今では学術的にも証明されています。早く回復して、その状態を維持するための決定的なカギとなるのは、焦点のコントロールといわれるものです。

わたしたちが大きな関心を抱いていることは、人生で何度も起きます。うまくできたことに思いを集中すると、それ以上のことが付け加わります。反対に「まだ」うまくいかない日のことばかり考えれば、そういう日が増えていくでしょう。

まるまる1週間、不安もパニックもなしに過ごせたとしましょう。そしてその後で小さな再発があったとします。さて、あなたが信じようと信じまいと、この後どうなるかを決めるのはあなた次第なのです。

たとえば「あーあ、何もかも無駄だ、まだ良くなっていないんだ」と考えたとしましょう。すると再発が来るかどうかにあなたの関心が集まり、その結果まさに自分で再発を誘発することになります。反対に、うまくいったことに注意を向けて、たとえば「1週間も発作がなかったのは何年ぶりだろう」と考えれば、無意識はこうつぶやきます。

「わーい、なんて素晴らしい。今度のはほんのちょっとした再発だ。脳のプログラムがまだ完全に作り替えられていないからだな。もう少し頑張らなくちゃ。まるまる1週間起きなければ、2週間、いや3週間……そのうちに不安症はなくなるだろう」

幸せで不安のない人生は、ある特別な考え方から生まれます。けれども残念ながら、学校も社会もこの考え方の模範にはならないので、脳に良い手本をたくさん見せてやる必要があります。そのためには、どんな人と付き合っているのか、場合によってはじっくり考えてみることも必要かもしれません。アメリカのモチベーション・コーチであるジム・ローンはこんなことを言っています。

一緒に過ごす時間の最も長い5人を足して5で割ったのが、あなたという人間だ。

心配はいりません。すぐにパートナーや子供たちを追い出せ、などと誰も言っていません。とはいえ、この5人は誰かと考えてみるのは意味があるでしょう。そして、この人たちがつい最近までのあなたのように、何かを変えることが苦手かどうかも。ひょっとすると親戚や友人たちの中に、あなたが手本にしたい人がいるかもしれません。

それらの人々ともう長いこと連絡を取っていなかったのなら、今がまた付き合いを密にする良いチャンスです。

人生をより良いものにしようという意欲のある人、周りが何を言っても目標を追い続けることをやめない人と付き合いましょう。自分の幸せは自分でつかみ取らねばなりません。しかもそのために必要な方法を手に入れたのですから、ぐずぐずせずに自分の幸せを築いてください。

2 あきらめない

およそ9年前、研修の一環でアメリカにいたとき、今日、テンセンテンス法と呼んでいるものの原型を知ったわたしは、その効果の素晴らしさに驚き、今後の人生にこれを組み入れようと決心しました。それからずっと、まったく個人的な「成功日記」をつけており、そこにまだ実現していない10の望みを書き入れています。

1週間のうち3、4回は、ベッドに行く前に時間をとってその中のひとつを選び、4章「5 5つのチャンネルテクニック」に記したようにやっています。実現するとその後ろにニコニコマークを書き入れます。それからまた新たな望みを書き入れるので、実現していない望みが常に10あります。それらは自分の気持ち次第で達成できるものです。この9年間、毎月最低一度はニコニコマークを書き込むことができました。

もしこれを続けてこなかったら、このうちの30すら実現できなかったに違いありません。この日記をめくると、今までに100以上の目標を達成したことがわかり、誇らしい気持ちになります。おかげでわたしの人生は、より心地よく面白い、より満足できるものになりました。そうは言ってももちろん、いくつかの特別大きな望みは、何年間もリストに残らざるを得なかったこと、ニコニコマークを書き込むまでに何度も繰り返しやってみなければならなかったことは確かです。

久しぶりに顔を合わせた人たちからは、よくこんなことを言われます。

「すごいですね。いったい何があったんですか？」

ところが、こう言われることはめったにありません。

「いったいどうやってそんなことができたんですか？」

こういう問いかけをする人々には、成功日記について詳しく説明します。

というわけで、わたしのアドバイスはこうです――あきらめないで、あなたもどうぞ成功日記をつけて下さい！　たとえ再び非常に調子が良くなっていても、少なくとも1週間に2、3回はテンセンテンス法を続けてください。妻もわたしも、人生を望ましい方向へ向けてくれる方法としてこれ以上優れたものはないと考えています。ですから、わたしたちはもう何年もこの本に書いたテクニックをすべて実行しています。

もちろん、この知識を役立てるのは、再び具合が悪くなったときだけでいいというのなら、それはあなたの自由です。でもどうかこのことは承知しておいてください。単なるものぐさのために、あなたはこれらのテクニックに潜んでいる無限の可能性をどぶに捨てているということを。

3　助言を求めるなら

多くの人がやっているからといって正しいということにはなりません。何かをするにせよやめるにせよ、わたしは自分が目標にしたい人の助言しか受けないことにしています。これからはあなたが助言を求めようとしているのはどんな人なのか、十分に考えたほうがいいでしょう。

その人はあなたもそうなりたいという人生を送っていますか？　もしそうでないなら、それ以上助言を聞く必要はありません。この点に関しては大晦日のパーティーでわたしの知人がとてもいい体験をしました。投資コンサルタントと知り合いになって話が弾み、別れ際にそのコンサルタントからまた会えるかと聞かれたのです。

「あなたの蓄えを増やすためのいい考えがあるんですよ」

感じのいい人だったので友人は承知し、1週間後にカフェで会いました。

カプチーノを待っている間、友人は言いました。

「本題に入る前に2つ大事な質問があるんです。この業界はもう長いんですか？」

相手は自信たっぷりに言いました。

「かれこれ20年になります」

そして以前働いていたという有名な会社の名を２つ挙げ、最後にこう言って胸を張りました。

「わたしくらい、マーケット情報に明るい人間はいないと思いますがね」

「それは素晴らしい」友人は喜び、２つ目の質問をしました。

「今何百万ぐらいお持ちですか？」

すると相手はいぶかしそうに友人を見つめ、咳払いをして言いました。

「いやいや誤解しないでください、わたしではなく、あなたの財産を増やす相談で今日お会いしているんですよ」

「いやいや、あなたこそ誤解していますよ。もしあなたがそんなに優秀なら、そしてこの仕事をすでに20年もやっておられるなら、その間にかなりの財産ができたことでしょう。もしそうでないなら、相談するのはどうかと……」

この後どうなったか、お話しするまでもないでしょう。人から助言をもらうときには、金銭的なことであろうと旅行地の選択であろうと、健康についてであろうと、すでにその問題に関して実績のある人にだけ尋ねることです。

4 最新の療法が広まらないのは

カウンセリンググルームにみえる患者さんたちからよくこう尋ねられます。

「このテクニックの効果の素晴らしさと速さは信じられないくらいです。それなのに、どうしてもっと多くのセラピストの方たちがこの方法を取り入れないんですか？」

もっともな質問です。ドイツの医師にもセラピストにも患者の力になるつもりのない人などいません。誰もができるだけ効果のある治療法を目指して努力を重ねています。ところが、残念ながらその知見は時として12年から15年も古いのです。けれども、だからといってその人たちを批判しないでください。それには非常に簡単でかつ納得のいく理由があるからです。


科学の世界で新しい知見を得たら、まず専門誌で発表しなければなりません。そうすればこの分野の他の専門家が調査し、さらなる検証ができるようになるからです。そのための重要な専門誌は2つ、『ネイチャー』と『サイエンス』です。ここで発表されたものだけが、世界的に注目され、研究されるチャンスをつかむのです。したがって発表したい人が殺到します。ひとつの論文が論評や修正などのさまざまな段階を通過し、ようやくこれらの専門誌の高い要求水準を満たすまでには1年から2年かかります。

さてようやく論文が掲載されると、他の科学者たちが新しい知見を研究し、それぞれ調査をします。そしてその知見がそれまで正しく有効だとされていたことと異なる場合には当然ながら反論されます。

およそ3年から5年後、この新しい知見が承認され、運が良ければ、「定評のあるもの」として格付けされます。そこでようやく専門出版社へと渡ることになり、次世代の医師やセラピストを養成するための教材が出版されます。いずれにせよ、一つの新しい知見が認知され、広く流布するまでには驚くほどの時間が経過するのです。

これでおわかりのように、誰もわざわざ古い療法を広めようとしているわけではありません。むしろこれはごく普通のごく正常な進展と教育のサイクルなのですが、その影響が多くの人によくわかっていないだけです。

セラピストになる前、わたしは20年ほど医学と科学分野のジャーナリストとしてテレビで仕事をしていました。仕事を通じて新しいセラピーの試みを非常に早く知る大きな幸運に恵まれました。おまけに身近に何年もの間、不安症に苦しんでいる人がいたため、採用されているセラピーだけでなく、まだ取り入れられていない最先端のセラピーについても早くから多くの情報に接することができました。ヨーロッパにおけるパイオニアのひとりとして、この新しい優れたテクニックをカウンセリングに導入し、さらに改良することができたのは、ひとえに以前のキャリアのおかげです。ですから、読者の皆さんがこれまでかかったセラピストや精神科医が、「まだ」この新しいテクニックについて知らなかったとしても、あまり厳しい目を向けないでください。

5　作戦は常に的確に

わたしのかつての恩師は、次のような言葉を残しました。

人間が変わるとき、そこにはたった2つの理由しかない。大きな苦痛、あるいは大きな目標だ！

ちょっと考えてみてください。過去に自分が変わったときには、必ずこの二つのどちらかが、その原動力になっていたと思いませんか。どうしても欲しいものがある、そのためには何でもすると思うとき、あるいは毎日があまりにもつらく、これ以上耐えられないと思うとき、そのときにだけ、わたしたちは積極的に何かを変えようとするのです。

残念ながら、不安症の患者さんは、不満足な状況であまりにも長く我慢した結果、ついに耐えられなくなったというケースがほとんどです。その歳月で失ったものは、新たな目標を設定し、その目標に到達するために必要な力を生み出す能力です。

ですから、どうぞ再び夢を見てください、たとえば、天職だと思える仕事、やりがいがあり、労働だとは感じない、そんな仕事につく夢です。今は信じられないかもしれませんが、あなたのためのそういう職業はあります。いつの日かそれで生活していくことだって可能です。わたしが自信を持ってこう言うのも、多くの患者さんを見てきたからです。

新しい仕事の夢についてすぐに具体的に口にできなくてもいっこうにかまいません。それだけでなく、もう何年もの間、あなたの脳がただトラブルだけを見るように訓練させられてきたこともです。それを解決するための考えをもう一度学べばいいのですから。

問題は多くの人々がいまだにこういうときに「現実的な」目標を設定しなければならないと思い込んでいることです。実現できずに失望する恐れから、大きな目標を立てようとしません。けれどもその人たちは、まさに大きな目標こそが行動を起こすために必要な力を掻き立ててくれるものだということを見逃しています。

これは多くの人々、中でも不安症の患者さんたちの間に広がっている一般的な問題です。100人がまったく同じ大きな夢を持っていると想像してください。ところが何年も前からそれを夢見ているにもかかわらず、そのうちの97人は実現できていません。この97人の中に加わって、一緒になってこう言うことが賢明でしょうか――そうなんですよ、これは大変です。やってみた人は大勢いるけど、成功した人はいないのでは?

それとも、目標を達成した残り3人のところに行って、こう尋ねますか?

夢を現実にするためにどんなことをしたのですか?

おそらくあなたはいくつかヒントをもらうでしょう。それはまた、あなたを確実に一歩前進させてくれるのです。

6 終わりに

数年前、ラジオのインタビューでこんなふうに聞かれました。

「セラピーの核心となるメッセージを簡単にまとめていただけないでしょうか」

その時自然に口をついて出た言葉が、今ではわたしのモットーになりました。カウンセリングルームで、わたしの口からこの言葉が出ない日はありません。

あなたは憧れの人生を生きるために健康になるのではありません。憧れの人生に向かって一歩を踏み出せば、健康になれるのです!

読者の皆さん、皆さんもまた、心安らかな人生へ一歩一歩戻られることを、わたしは心から願っています。もしこの本が皆さんのお役に立ったなら、著者としてこんなにうれしいことはありません。また、周りの方たちにも勧めていただけたら幸いです。不安症の患者さんが新しいセラピーを受け入れるためには、他人の経験が非常に重要だからです。

自分の考えをもう一度よく吟味し、新しいポジティブな考え方をすることで力づけられたら、ずっと前にやっておくべきだったことを、思い切って少しずつ実行に移してください。すべてはそこから始まります。

不安症を克服するために効果のあった方法を何かご存じなら、どうぞお知らせください。患者さんの役に立つ新しい知識は、いつでも歓迎です。どんなことでもけっこうです、メールをいただければ幸いです。ここにアドレスを記しておきます。

Bernhardt@Panikattacken-loswerden.de

ありがとうございました！

訳者あとがき

不安症やパニック発作に苦しむ人たちは世界的に増え続けており、わが国でもその治療法に関する書物は数多く出版されています。読者の皆さんの中には、すでにその中のいくつかに目を通された方もおられるのではないでしょうか。

もしそうなら、ここで展開されている治療法が従来の心理セラピーとはまったく異なっていることに、大いに驚かれたことでしょう。本書は最新の脳科学に基づく画期的な治療法を紹介するもので、著者のクラウス・ベルンハルトは、この治療法のドイツにおけるパイオニアのひとりです。彼のカウンセリングルームは、その治癒率の高さと回復までの期間の短いことで知られています。

２０１６年に自費出版された本書は、患者間の口コミでたちまちベストセラーになり、翌年ランダムハウス社から改めて出版されました。その後現在（２０１８年２月）にいたるまで、ドイツを代表する週刊誌『シュピーゲル』のベストセラーリストに名を連ねています。

著者の主張は、不安やパニックはわたしたちが「心の声」を無視したために起きること、その結果生まれた脳のネガティブなネットワークをポジティブな方向へと再編成すれば、それらをなくすことができるというものです。もっとも、心の声に耳を傾けることの大切さや、ネガティブな思考が原因だという考え自体は、特別目新しいものではありません。本書が新しいのは、なんといってもその革新的な治療法です。さらに、著者の開発したレッスンやテクニックが、読者が自分でできるように丁寧にわかりやすく解説されていることが、これほどまでに多くの読者を得た理由でしょう。

著者も言っているように、ここに紹介されたレッスンやテクニックをマスターするには、少々忍耐が必要かもしれません。しかし、この療法で著者の患者さんの7割が6回以下のカウンセリングで不安から解放されたという事実は、読者の皆さんに多くの勇気と希望を与えるに違いありません。

訳出に当たっては、CCCメディアハウス書籍第一編集部の小林薫さんにひとかたならぬお世話になりました。医学的な用語をはじめ、さまざまな資料にあたってくださった頼もしいパートナー、小林さんに心からお礼を申し上げます。

2018年2月　平野卿子

著者

クラウス・ベルンハルト Klaus Bernhardt

臨床心理士。科学・医療ジャーナリストとして活躍後、心理学、精神医学を学ぶ。現在、不安症やパニック発作の専門家として、ベルリンでカウンセリングルームを開設。最新の脳科学に基づいた画期的療法はドイツで注目を集めている。脳神経科学教育マネジメント協会（AFNB）会員。

訳者

平野 卿子 Kyoko Hirano

翻訳家。お茶の水女子大学卒業後、ドイツ・テュービンゲン大学留学。主な訳書に『トーニオ・クレーガー』（河出書房新社）、『北朝鮮を知りすぎた医者』（草思社）、『凍える森』（集英社）、『南京の真実』『マサイの恋人』（講談社）、『もっと時間があったなら』（岩波書店）など。『キャプテン・ブルーベアの１３と１／２の人生』（河出書房新社）でレッシング・ドイツ連邦共和国翻訳賞受賞。著書に『肌断食――スキンケア、やめました』（河出書房新社）、『三十一文字で詠むゲーテ』（飛鳥新社）がある。

校閲（心理・学術用語）

石黒 香苗

校閲

円水社

敏《びん》感《かん》すぎるあなたへ

緊張《きんちょう》、不安《ふあん》、パニックは自分《じぶん》で断《た》ち切《き》れる

2018年3月10日　初　　版
2020年8月11日　初版第3刷

著者
クラウス・ベルンハルト

訳者
平野 卿子

発行者
小林 圭太

発行所
株式会社 CCCメディアハウス
〒141-8205　東京都品川区上大崎3丁目1番1号
電話　販売　03-5436-5721
　　　編集　03-5436-5735
http://books.cccmh.co.jp

印刷・製本
株式会社新藤慶昌堂

ISBN978-4-484-18103-5